EXERCICES

AVEOACTIF®

Programme d'exercices adaptés aux milieux de travail

ISABELLE LIPARI
Entraineur certifié

Première édition – Avril 2014
Publications Mellifera
© Tous droits réservés 2014

ISBN 978-2-9814451-1-7

Dépôt légal – Bibliothèque et archives nationales du Québec – 2014
Dépôt légal – Bibliothèque et archives Canada – 2014

Mannequin : Julia Lipari-Couture
Photographie : Sofia Lipari-Couture
Conception graphique : Claude Dumont
Marketing et communication : Pierre G. Couture
Impression : Imprimerie Aubry

Ce livre a été créé pour fournir une méthode simple d'adopter un régime d'exercices au quotidien. Il est entendu que les individus vérifieront leur condition physique et médicale avant de débuter un programme d'exercices. Il adviendra aussi au lecteur de consulter un professionnel de la santé dans le cas où cela s'avérerait nécessaire.

« Ce livre est dédié à Pierre et mes trois enfants,
Julia, Sofia et Maxime. Je leur ai toujours appris
que la santé est le don le plus précieux.
À vous quatre, tout mon amour. »

Isabelle Lipari

TABLE DES MATIÈRES

INTRODUCTION

Plusieurs études publiées en 2012 ont fait état de la santé des individus sédentaires qui travaillent à un bureau. Les résultats ont démontré qu'être assis pendant plus de six heures par jour peut être très nocif pour la santé.

STATISTIQUES PERCUTANTES

- Les hommes et les femmes qui sont assis plus de six heures par jour diminuent leur espérance de vie par respectivement 18% et 37%.

- La sédentarité est responsable d'un décès sur 10 dans le monde.

- Seulement 15% des canadiens pratiquent 150 minutes d'activité physique par semaine, le minimum recommandé par le Gouvernement du Canada.

- Les travailleurs de bureau faisant de l'activité physique seulement après le travail ont tout de même des problèmes de santé reliés à la sédentarité.

- Une personne active est 12% plus productive qu'une personne sédentaire.

- L'inactivité est la 4e cause de décès au monde.

Les experts suggèrent donc de bouger à toutes les 90 minutes au courant de la journée. À la lumière de ces résultats, AveoActif a été créé, c'est-à-dire le concept 10-10-10 : 3 périodes de 10 minutes d'activité physique au courant de la journée.

Le programme a été conçu par un entraineur certifié pour aider les individus sédentaires et les personnes qui n'ont pas le temps ou la motivation à intégrer l'activité physique dans leur journée d'une façon simple et rapide. AveoActif est un programme facile qui peut être fait au bureau, chez soi, à l'extérieur et même en vacances et est adapté à tous les niveaux de condition physique. Il permettra d'accomplir les 30 minutes recommandées par le Gouvernement et contribuera à améliorer l'état de santé générale de l'individu. Les seules conditions seront l'assiduité et le soutien de l'environnement de travail.

POURQUOI INTÉGRER L'ACTIVITÉ PHYSIQUE DANS VOTRE QUOTIDIEN?

L'exercice apporte des bienfaits mesurables sur la santé et le mieux-être, la gestion du stress, l'humeur et la quantité d'énergie. Quelques-uns de ces bienfaits sont énumérés dans le tableau suivant pour vous motiver à commencer votre programme dès aujourd'hui.

LES BIENFAITS DE LA PRATIQUE DE L'ACTIVITÉ PHYSIQUE

✓ Réduit le risque de mort prématurée

✓ Réduit le risque de maladies cardiovasculaires

✓ Diminue le rythme cardiaque au repos

✓ Aide à garder une pression artérielle normale au repos

✓ Améliore l'efficacité du coeur

✓ Augmente la masse musculaire et diminue le gras corporel

✓ Augmente le cholestérol HDL (le bon) et diminue le LDL (le mauvais cholestérol)

✓ Diminue le risque de développer un diabète de type 2

✓ Favorise la stabilité des articulations

✓ Augmente la force musculaire

✓ Fortifie les os

✓ Augmente le rythme du métabolisme au repos

✓ Améliore la force et la stabilité du tronc

✓ Améliore la force des muscles du dos

✓ Améliore l'équilibre, la coordination et l'agilité

✓ Améliore l'image corporelle et la confiance

✓ Diminue le risque de faire une dépression et de l'anxiété

✓ Aide à gérer le stress

LE PROGRAMME AVEOACTIF, C'EST QUOI?

AveoActif vous propose le concept 10-10-10 pour atteindre les exigences gouvernementales, mais aussi puisqu'il est recommandé de bouger à toutes les 90 minutes. Il s'agit de trois périodes d'entraînement de dix minutes réparties durant la journée.

Pause AVEOACTIF ® de 10 minutes le matin

Marche de 10 minutes (midi et/ou soir)

Pause AVEOACTIF® de 10 minutes en après-midi

En plus des bienfaits énumérés, le programme vous aidera à :

1. Diminuer le niveau de stress

2. Diminuer les douleurs musculo-squelettiques

3. Augmenter la circulation sanguine et le métabolisme

4. Faire travailler les articulations pour maintenir la mobilité

5. Fournir un sentiment de mieux-être

6. Augmenter le niveau d'énergie

7. Perdre du poids

Les exercices sont conçus pour ne pas provoquer la sudation. Ils sont adaptés à tous les niveaux de condition physique et tous les âges et pourront être pratiqués dans l'endroit de votre choix.

POURQUOI 30 MINUTES PAR JOUR?

Cumuler 10 minutes – 3 fois par jour et vous aurez accompli les 30 minutes d'activité physique recommandées par le Gouvernement du Canada et la Société canadienne de la physiologie de l'exercice.

Gouvernement du Canada

«La pratique quotidienne de l'activité physique représente une étape vers une meilleure santé et un poids santé.

On recommande aux adultes de pratiquer, au total, 2½ heures ou plus d'activité physique modérée à intense par semaine. Aux enfants et aux jeunes, on recommande plutôt de pratiquer au moins 60 minutes d'activité physique par jour. Il n'est pas nécessaire d'effectuer toutes ces activités au même moment.

Choisissez diverses activités, et répartissez-les durant la semaine.»

Société canadienne de la physiologie de l'exercice

«Pour favoriser la santé, les adultes âgés de 18 à 64 ans devraient faire chaque semaine au moins 150 minutes d'activité physique aérobie d'intensité modérée à élevée par séances d'au moins 10 minutes.

Il est aussi bénéfique d'intégrer des activités pour renforcer les muscles et les os et faisant appel aux groupes musculaires importants au moins deux jours par semaine.

S'adonner à encore plus d'activité physique entraîne plus de bienfaits pour la santé.»

COMMENT SE SERVIR DU LIVRE ET DES SÉRIES D'EXERCICES ?

Vous retrouverez dans ce livre 6 sections différentes. Les trois premières présentent tous les exercices par type d'exercices :

Échauffement

Musculation

Étirement

Les 3 prochaines sections offrent des séries d'exercices par durée d'entrainement :

Séries de 10 minutes

Séries de 5 minutes

Séries de 2 minutes

Les séries de 10 minutes sont suggérées pour compléter le programme AveoActif. Par contre, le livre offre aussi des séries de 2 ou 5 minutes pour les individus qui voudraient ajouter de petites séquences dans leur journée en plus du 10-10-10.

Les séries plus courtes pourraient aussi attirer les personnes qui n'ont pas le temps de s'arrêter pour 10 minutes. Il est toujours mieux de faire 2 ou 5 minutes que rien du tout.

1. Remplissez le Questionnaire sur l'aptitude à l'activité physique (Q-AAP) de la Société canadienne de physiologie de l'exercice (voir l'encadré).

2. Familiarisez-vous avec les exercices d'échauffement, de musculation et d'étirement retrouvés dans les trois premières sections. Essayez-en quelques-uns.

3. Après avoir observé les trois différentes séries de 10 minutes, choisissez celle que vous préférez.

4. Pratiquez cette séquence deux fois par jour durant trois ou quatre semaines.

5. Après trois ou quatre semaines, ou lorsque vous êtes prêt pour un changement, choisissez une nouvelle série de 10 minutes.

6. Si vous le désirez, créez vos propres entrainements en inscrivant vos exercices préférés tirés des trois premières sections dans la section Notes.

Conseil:
Insérez dans votre agenda le temps qui sera alloué à vos entraînements. Vous pourriez aussi mettre une alarme pour ne pas oublier.

Assurez-vous de garder votre motivation! Soyez discipliné et éventuellement les pauses santé vont faire partie de vos habitudes et vous verrez les bienfaits qu'elles vous apportent.

AVERTISSEMENT

Avant d'entreprendre toute activité physique, remplissez le formulaire « Q-AAP » disponible sur csep.ca ou aveolancis.com dans la section Publications, pour bien identifier si vous avez des conditions particulières vous empêchant de faire de l'exercice. Ce formulaire déterminera s'il est prudent de consulter votre médecin avant de faire les changements que vous désirez accomplir.

SECTION 1
ÉCHAUFFEMENTS

- Les exercices d'échauffement préparent le corps à l'entrainement.
- Les exercices d'échauffement sont, la plupart du temps, des rotations des articulations, des exercices isométriques (contraction musculaire statique) ou une activité aérobique légère.
- Les échauffements activent la circulation, envoient le sang, et ainsi l'oxygène dans les muscles favorisant la détente musculaire.
- L'échauffement augmente le rythme cardiaque en douceur.

POUR TOUS LES EXERCICES D'ÉCHAUFFEMENT, FAIRE ENTRE 3 ET 6 RÉPÉTITIONS DANS LES DEUX DIRECTIONS

EXERCICES D'ÉCHAUFFEMENT

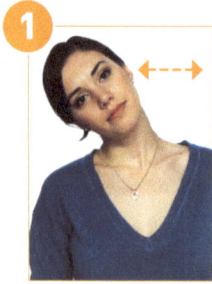

Flexion du cou
Penchez la tête de chaque côté,
descendez l'oreille vers l'épaule.

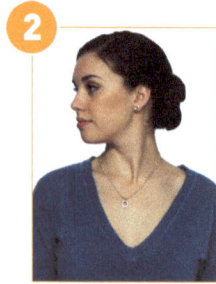

Demi-rotation du cou
Regardez à droite,
puis à gauche.

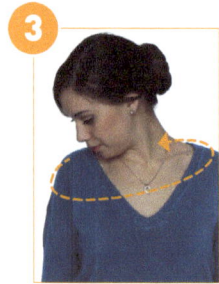

Rotation de la tête
Faites des cercles avec la tête.

*Attention: ne pas pencher la tête trop
vers l'arrière.*

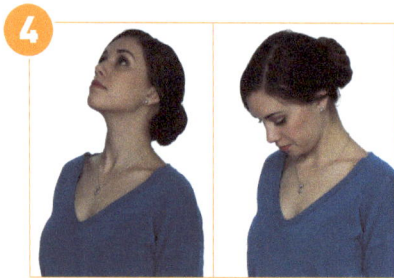

Flexion du cou
Regardez en haut puis en bas.

Attention: ne pas pencher la tête trop vers l'arrière.

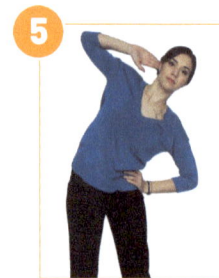

Flexion du tronc
Penchez le tronc de chaque côté.

*Attention: ne pas pencher vers l'avant
ou vers l'arrière.*

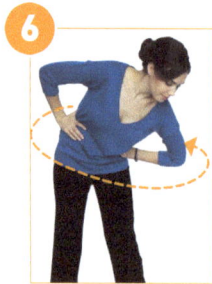

Rotation du tronc
Faites des cercles complets
avec le tronc.

*Attention: ne pas pencher le corps
trop vers l'arrière.*

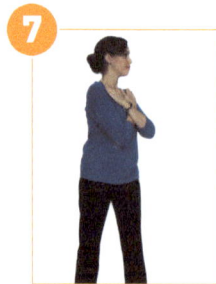

Torsion du tronc
Les bras croisés sur la poitrine,
tournez le corps
à droite puis à gauche.

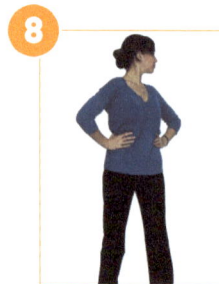

Torsion du tronc
Les mains sur la taille,
tournez le corps
à droite puis à gauche.

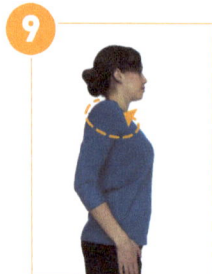

Rotation
des épaules

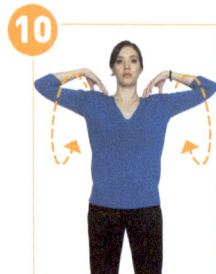

Rotation des épaules
les mains sur les épaules

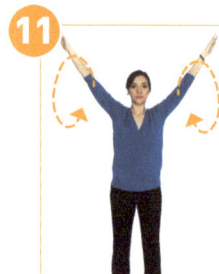

Rotation des épaules
les bras étendus

12

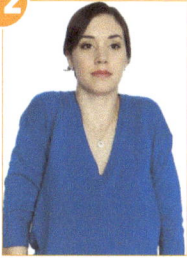

Élévation des épaules
Levez les épaules vers le haut
et relâchez.

13

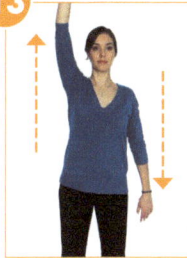

Épaules
Levez un bras vers le haut,
en alternance.

14

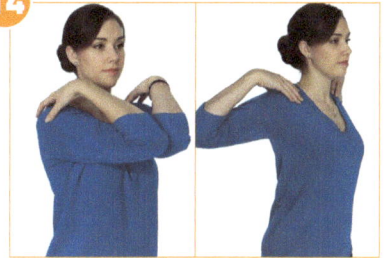

Épaules
Les mains sur les épaules, amenez
les coudes en avant puis vers l'arrière.

15

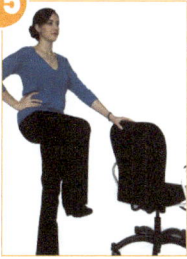

Flexion de la hanche
Levez les genoux vers le haut,
en alternance.

16

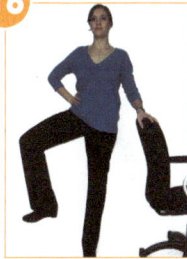

**Flexion et ouverture
de la hanche**
Levez les genoux vers le haut
puis vers l'extérieur, en alternance.

17

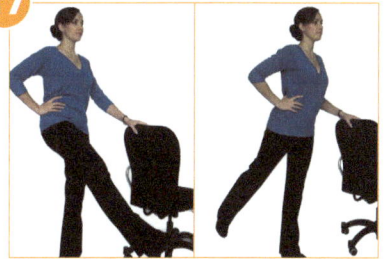

Flexion de la hanche
Balancez votre jambe
en relâchant bien la hanche.

18

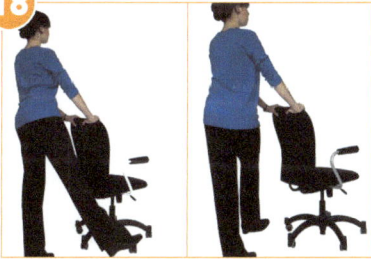

Flexion latérale de la hanche
Balancez la jambe de droite à gauche.

19

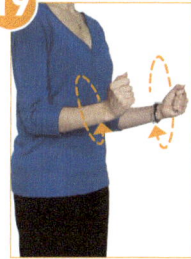

**Rotation
des poignets**

20

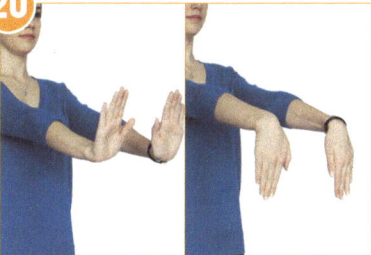

Flexion et extension des poignets

21

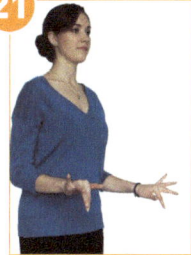

Doigts de piano
Faites bouger les
doigts rapidement.

22

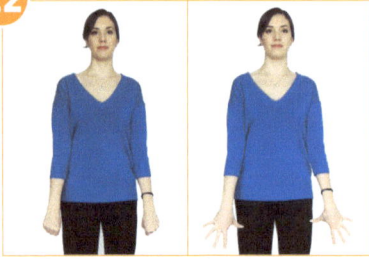

Flexion et extension des doigts

23

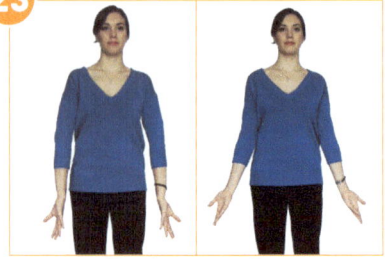

Torsion complète
des poignets et des bras

24

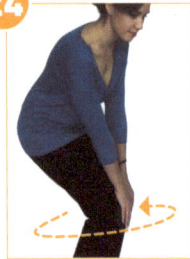

Rotation des genoux

25

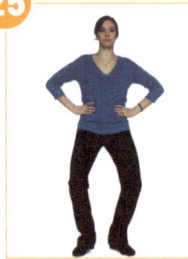

Flexion des genoux
Pliez les genoux.
*Attention: les genoux ne doivent pas
dépasser les orteilles.*

26

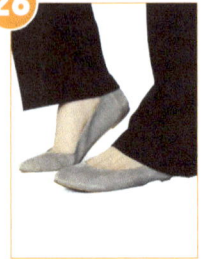

Extension des chevilles
Montez sur la pointe des pieds,
en alternance.

27

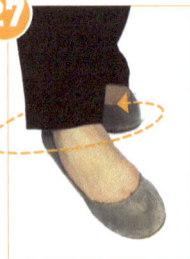

Rotation
des chevilles

28

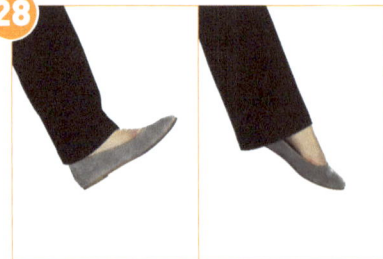

Flexion et extension
des chevilles

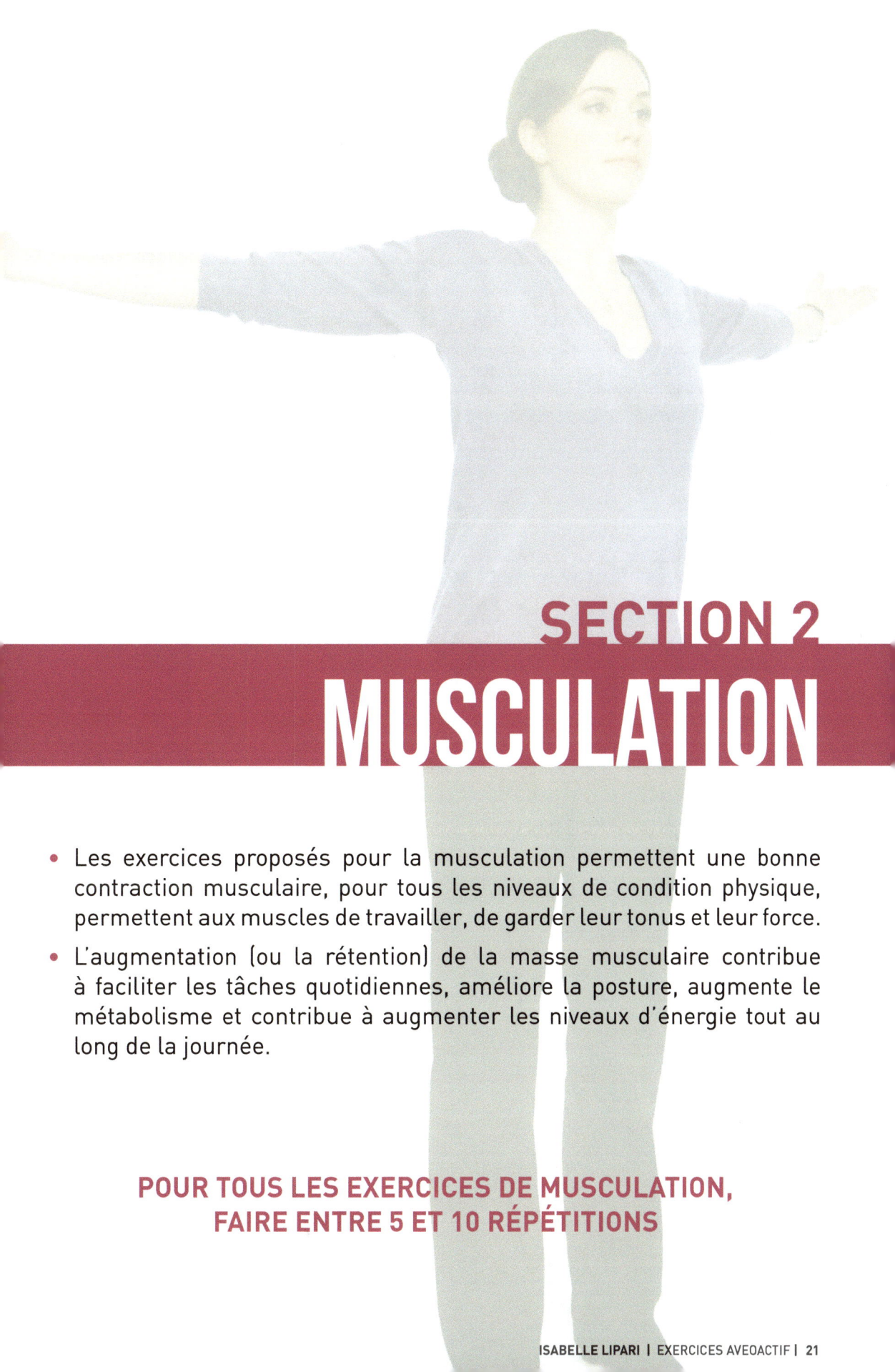

SECTION 2
MUSCULATION

- Les exercices proposés pour la musculation permettent une bonne contraction musculaire, pour tous les niveaux de condition physique, permettent aux muscles de travailler, de garder leur tonus et leur force.

- L'augmentation (ou la rétention) de la masse musculaire contribue à faciliter les tâches quotidiennes, améliore la posture, augmente le métabolisme et contribue à augmenter les niveaux d'énergie tout au long de la journée.

POUR TOUS LES EXERCICES DE MUSCULATION, FAIRE ENTRE 5 ET 10 RÉPÉTITIONS

EXERCICES DE MUSCULATION

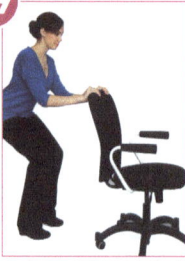

Squat
Placez les pieds à la largeur
des épaules et pliez les genoux.
*Attention: les genoux ne doivent
pas dépasser les orteilles.*

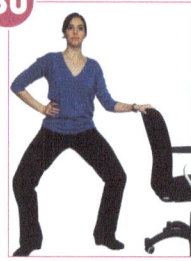

Sumo squat
Tournez les pieds vers l'extérieur
et pliez les genoux.

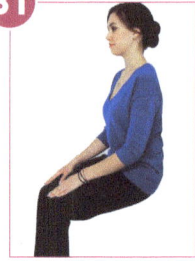

Chaise au mur
Gardez la position au mur
le plus longtemps possible.

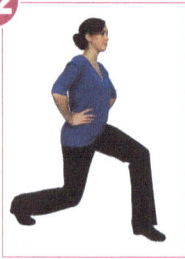

Lunge
Pliez et dépliez les genoux en gardant
les pieds dans la même position.

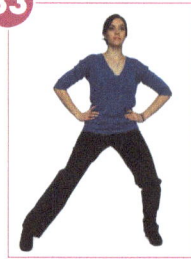

Lunge latéral
Pliez et dépliez un genou en gardant
les pieds dans la même position.

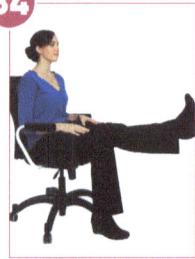

Extension de la jambe
Tendez la jambe,
en alternance.

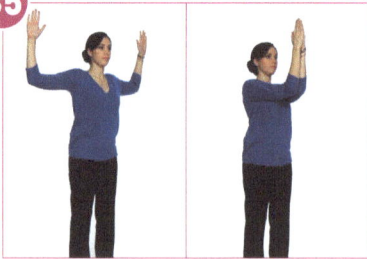

Pectoraux
Rapprochez les avant-bras en gardant les bras
à la hauteur des épaules.

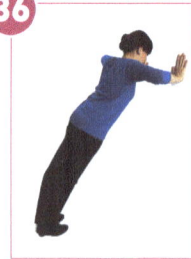

Pompes sur le mur
Les mains plus large que les épaules,
les pieds éloignés du mur,
pliez et dépliez les coudes.
*Conseil: Plus vous êtes éloigné du mur,
plus le niveau de difficulté augmente.*

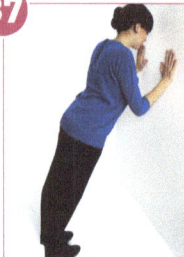

Pompes sur le mur
Pliez et dépliez les coudes
en les gardant près du corps.
*Conseil: Plus vous êtes éloigné du mur,
plus le niveau de difficulté augmente.*

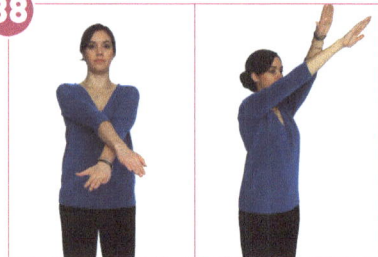

Ciseaux
Croisez les bras en alternance
en les montant et descendant.

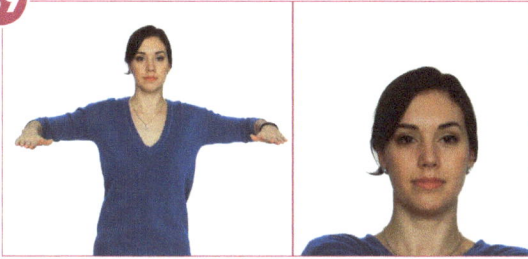

39

Pectoraux en croisé
Croisez les bras devant le corps à la hauteur des épaules, en alternance.

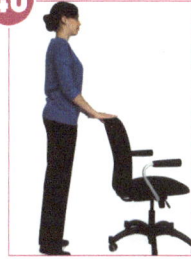

40

Extension des chevilles
Montez sur la pointe des pieds avec appui.

Conseil: Plus vous êtes éloigné du mur, plus le niveau de difficulté augmente.

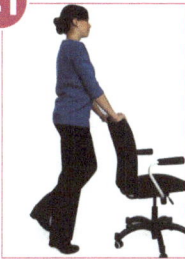

41

Extension des chevilles sur une jambe

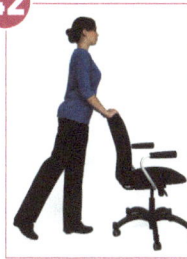

42

Extension de la hanche
Levez la jambe tendue vers l'arrière, en alternance.

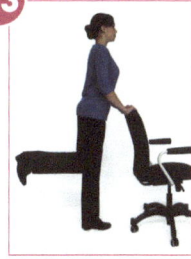

43

Extension de la hanche genou plié
Levez la jambe vers l'arrière en gardant le genou plié, en alternance.

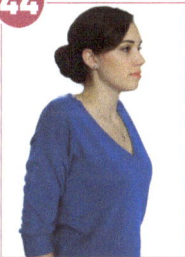

44

Contraction des muscles du dos
Rapprochez les omoplates en contractant les muscles du haut du dos.

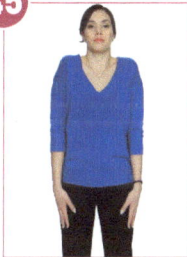

45

Contraction des trapèzes
Levez les épaules vers le haut et relâchez.

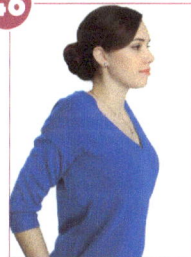

46

Contraction des trapèzes et muscles du dos
Levez les épaules puis contractez vers l'arrière.

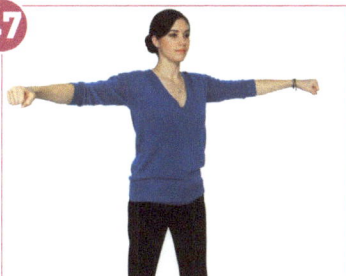

47

Épaules
Levez les bras à la hauteur des épaules puis redescendez, en gardant les coudes légèrement pliés.

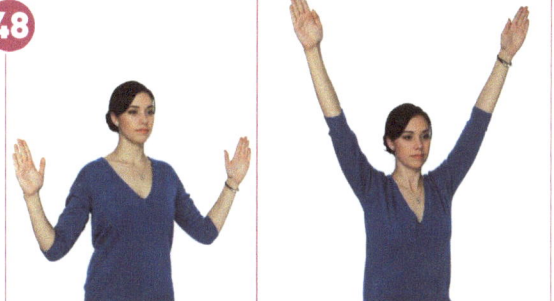

48

W à V
Débutez les bras le long du corps, passez à la position «W», puis «V». Retournez à la position «W» et rebaissez les bras.

EXERCICES DE MUSCULATION

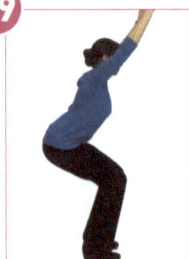

49

Position de la chaise
Gardez la position
le plus longtemps possible.

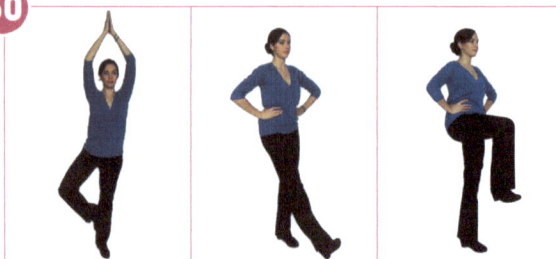

50

Équilibres
Pratiquez l'équilibre en prenant position
sur une jambe avec difficulté variée.

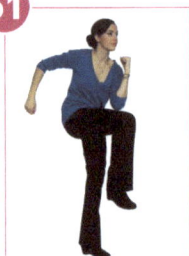

51

Contraction du tronc
Rapprochez le coude au
genou opposé, en alternance.

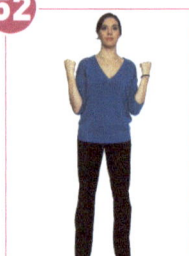

52

Contraction des biceps
Pliez les bras en montant les poings vers
les épaules et en gardant les bras
le long du corps.

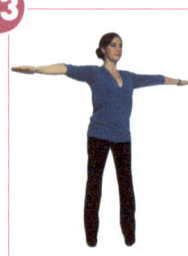

53

**Rotation des épaules,
bras élevés**
Faites de petits cercles avec les bras,
à la hauteur des épaules.

Le Titanic

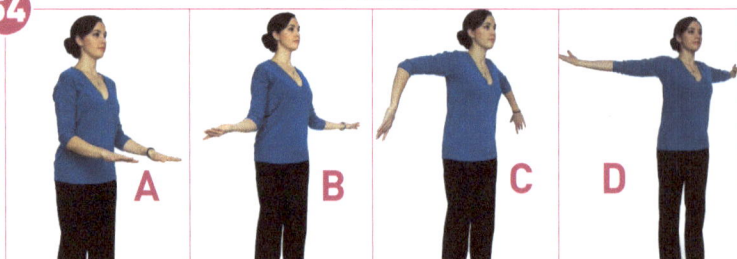

54

A B C D

A) Levez l'avant-bras
à la hauteur de la
taille, les paumes
vers le bas.

B) Tournez les bras
vers l'extérieur en
tournant les paumes
vers le haut.

C) Levez les
coudes.

D) Tendez
complétement les
bras vers l'arrière et
vers le haut.

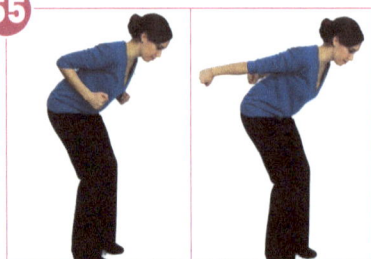

55

Contraction des triceps
Dépliez les bras vers le haut, en gardant
les poings fermés et les bras près du corps.

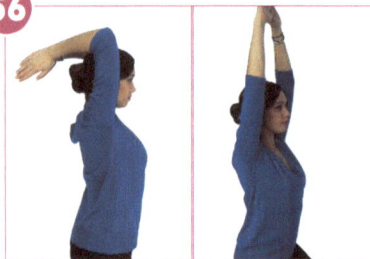

56

Contraction des triceps
Débutez les deux bras en extension
en haut de la tête, pliez les bras vers
l'arrière et puis redressez.

SECTION 3
ÉTIREMENTS

- Les étirements favorisent l'allongement des muscles et des ligaments permettant une bonne flexibilité, une meilleure posture, la relaxation et la détente.

- Les étirements préviennent les troubles musculo-squelettiques et les blessures.

- Une session d'étirements permet une bonne prise de conscience entre le corps et l'esprit, favorisant ainsi une bonne gestion du niveau de stress.

**POUR TOUS LES EXERCICES D'ÉTIREMENT,
TENIR L'ÉTIREMENT ENTRE 10 ET 20 SECONDES**

EXERCICES D'ÉTIREMENTS

57

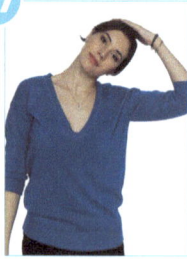

Étirement des muscles latéraux du cou
Amenez l'oreille vers l'épaule en appuyant légèrement sur la tête avec la main.

58

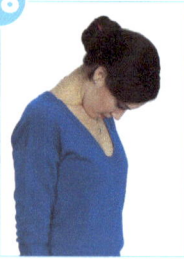

Étirement des muscles arrières du cou
Amenez le menton vers la poitrine.

59

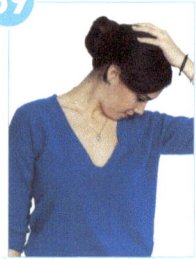

Étirement du trapèze
Rapprochez le menton de la clavicule en appuyant légèrement sur la tête avec la main.

60

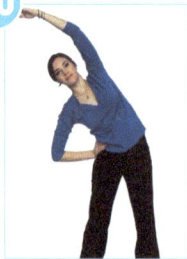

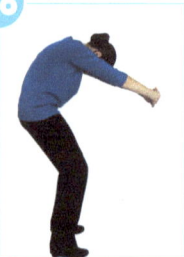

Étirement du grand dorsal/taille
Attention: ne pas pencher le tronc vers l'avant ou vers l'arrière

61

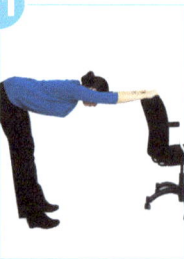

Étirement du dos avec appui
Gardez les jambes droites

62

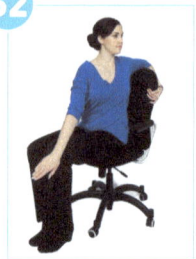

Torsion de la taille
Tournez le tronc à droite, puis à gauche en regardant vers l'arrière.

63

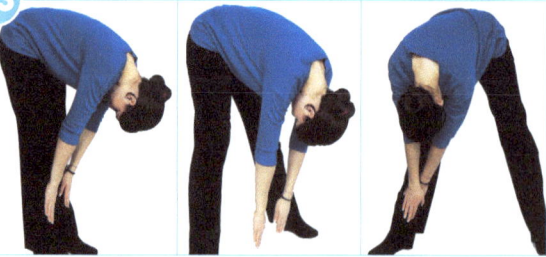

Étirement du dos et des jambes
A) Collez les pieds. B) Élargissez les pieds. C) Glissez les mains le long de la jambe.

64

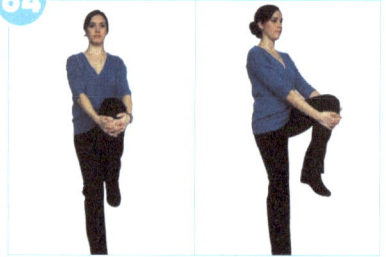

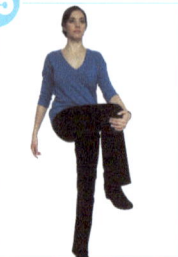

Étirement de la hanche
Levez le genou vers le corps.

65

Étirement de la hanche
Levez le genou vers le corps puis vers le côté opposé.

66

Étirement du dos
Entrelacez les mains et arrondissez le dos en pliant les genoux.

67

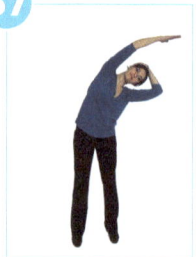

Étirement du grand dorsal avec une main sur la tête
Attention: ne pas pencher le tronc vers l'avant ou vers l'arrière.

EXERCICES D'ÉTIREMENTS

68

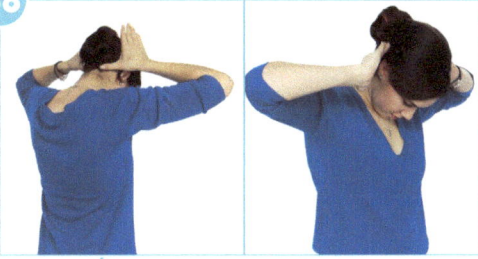

Étirement du cou et du dos
Amenez le menton vers la poitrine en appuyant légèrement sur la tête avec les mains.

69

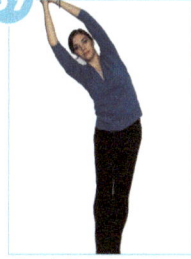

Position de la lune
Attention: ne pas pencher le tronc vers l'avant ou vers l'arrière.

70

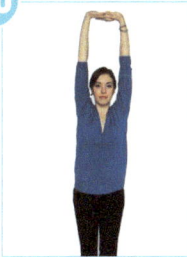

Étirement du corps complet

71

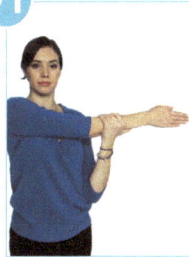

Étirement de l'épaule
Appuyez l'avant-bras sur la poitrine.
Attention: ne pas monter l'épaule vers le cou.

72

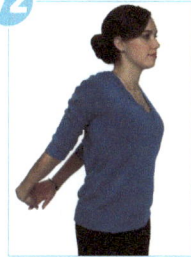

Étirement de la poitrine
Entrelacez les mains derrière le dos et levez les bras.

73

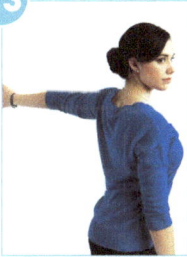

Étirement de la poitrine sur le mur
Appuyez la paume de la main au mur et tournez le corps dans la direction opposée.

74

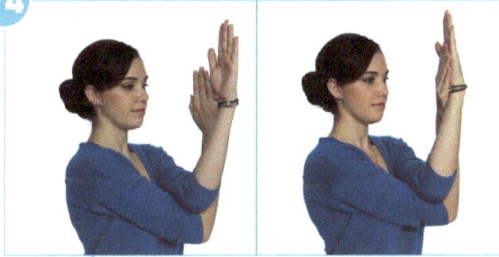

Étirement des épaules et des bras
A) Croisez les bras au niveau des coudes et descendez les épaules vers le bas.
B) Croisez les bras au niveau des coudes, connectez les paumes et descendez vers le bas.

75

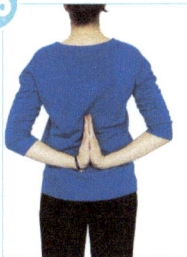

Étirement des bras et des poignets
Appuyez les paumes ensemble.

76

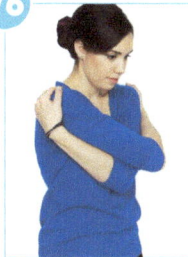

Étirement du dos
Les mains sur les épaules, tirez vers l'avant.

77

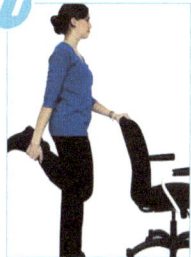

Étirement du quadricep

78

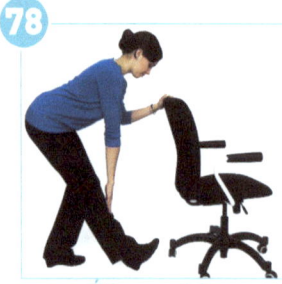

Étirement de
l'ischio-jambier

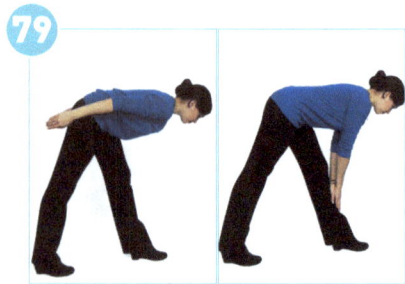

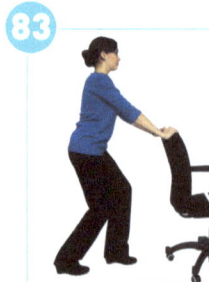

79

Étirement de l'ischio-jambier
et du mollet

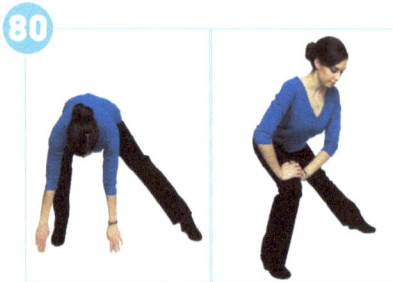

80

Étirement des adducteurs

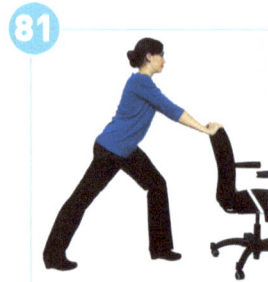

81

Étirement du mollet
Poussez le talon au sol
en gardant la jambe droite.

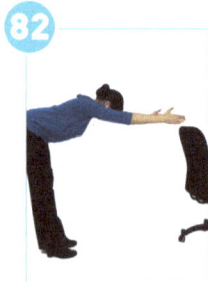

82

Étirement de
l'ischio-jambier

83

Étirement du
tendon d'Achille
Poussez le talon au sol
en pliant la jambe.

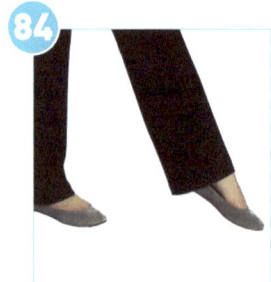

84

Étirement du
péronnée
Pointez le pied en étirant
toute la jambe.

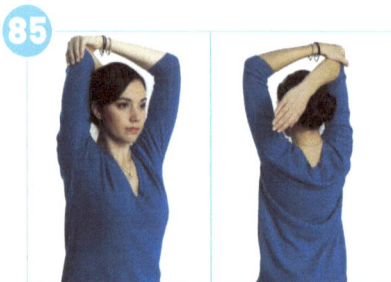

85

Étirement du tricep
Tirez le coude vers
l'arrière de la tête.

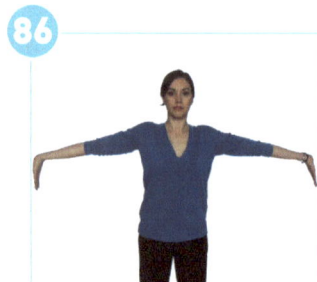

86

Étirement
des biceps

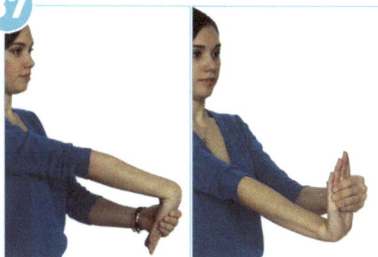

Étirement de l'avant-bras
et du poignet

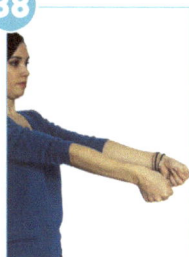

Étirement des poignets
Tenez les pouces dans les mains et
descendez les poings vers le bas.

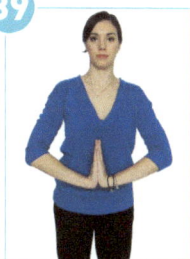

Étirement du poignet
Poussez les poignets vers
le bas en gardant les
paumes collées.

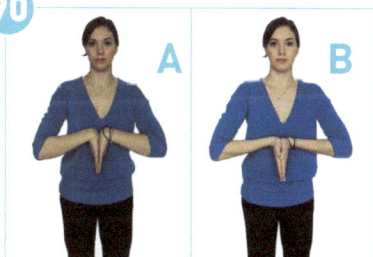

A   B

Étirement des poignets
Tirez les poignets vers
le haut en gardant
a) le dos et
b) les paumes des mains collés.

Notes

SÉRIES 10 MINUTES

- *Pause AVEOACTIF ® de 10 minutes le matin*
- *Marche de 10 minutes*
- *Pause AVEOACTIF ® de 10 minutes en après-midi*

2

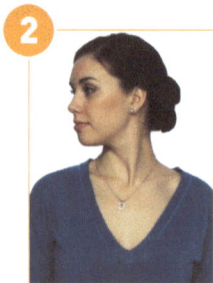

Demi-rotation du cou
Regardez à droite,
puis à gauche.

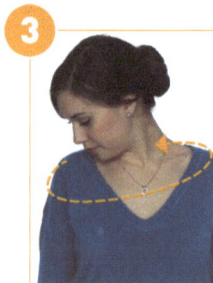

3

Rotation de la tête
Faites des cercles avec la tête.

Attention: ne pas pencher la tête trop vers l'arrière.

8

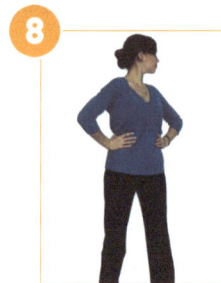

Torsion du tronc
Les mains sur la taille,
tournez le corps
à droite puis à gauche.

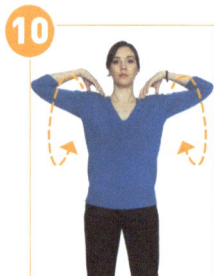

10

Rotation des épaules
les mains sur les épaules

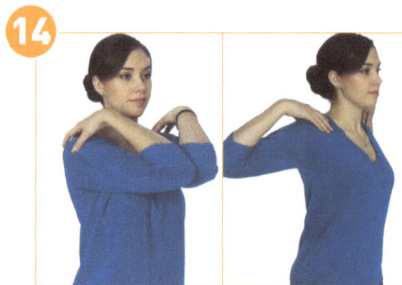

14

Épaules
Les mains sur les épaules, amenez
les coudes en avant puis vers l'arrière.

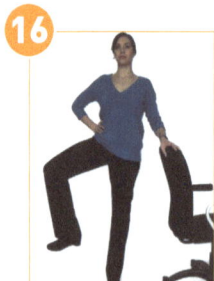

16

Flexion et ouverture de la hanche
Levez les genoux vers le haut
puis vers l'extérieur, en alternance.

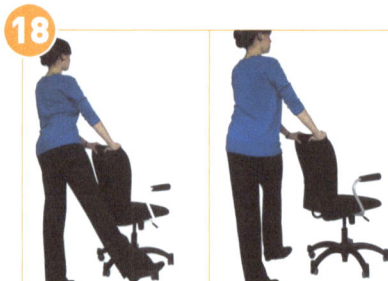

18

Flexion latérale de la hanche
Balancez la jambe de droite à gauche.

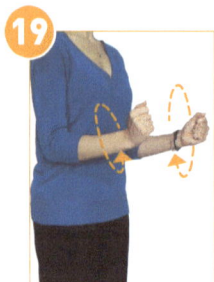

19

Rotation
des poignets

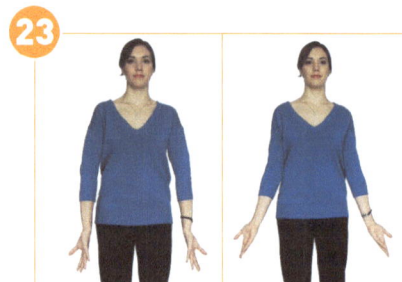

23

Torsion complète
des poignets et des bras

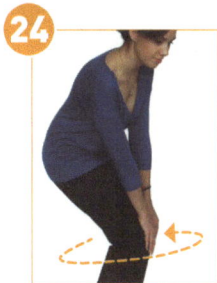

24 Rotation des genoux

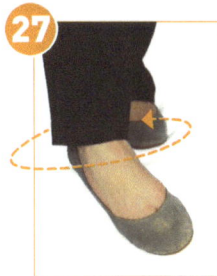

27 Rotation des chevilles

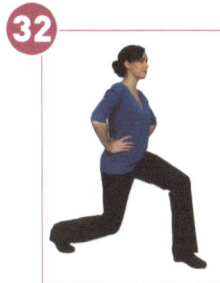

32 Lunge
Pliez et dépliez les genoux en gardant les pieds dans la même position.

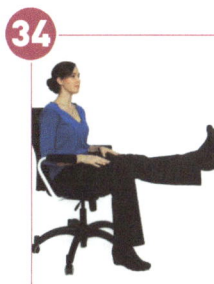

34 Extension de la jambe
Tendez la jambe, en alternance.

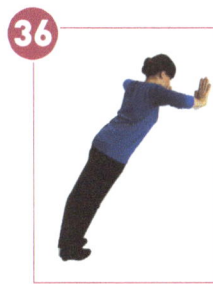

36 Pompes sur le mur
Les mains plus large que les épaules, les pieds éloignés du mur, pliez et dépliez les coudes.
Conseil: Plus vous êtes éloigné du mur, plus le niveau de difficulté augmente.

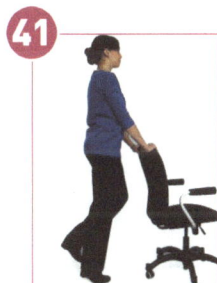

41 Extension des chevilles sur une jambe

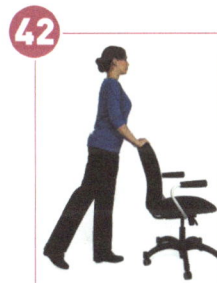

42 Extension de la hanche
Levez la jambe tendue vers l'arrière, en alternance.

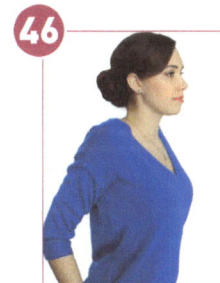

46 Contraction des trapèzes et muscles du dos
Levez les épaules puis contractez vers l'arrière.

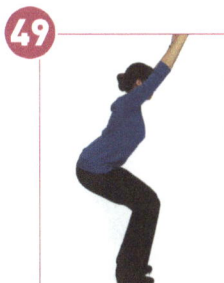

49 Position de la chaise
Gardez la position le plus longtemps possible.

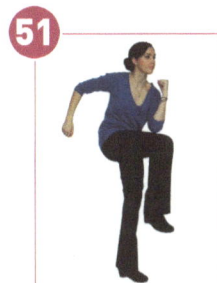

51 Contraction du tronc
Rapprochez le coude au genou opposé, en alternance.

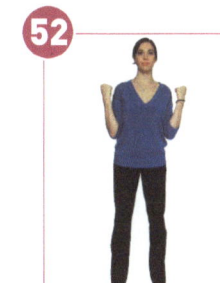

52 Contraction des biceps
Pliez les bras en montant les poings vers les épaules et en gardant les bras le long du corps.

55

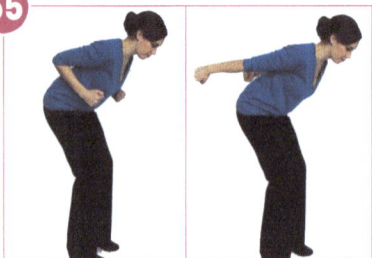

Contraction des triceps
Dépliez les bras vers le haut, en gardant les poings fermés et les bras près du corps.

53

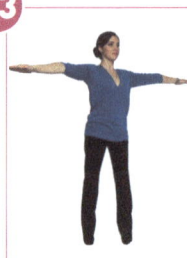

Rotation des épaules, bras élevés
Faites de petits cercles avec les bras, à la hauteur des épaules.

57

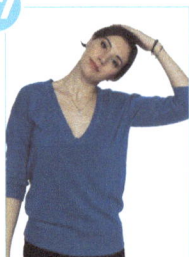

Étirement des muscles latéraux du cou
Amenez l'oreille vers l'épaule en appuyant légèrement sur la tête avec la main.

59

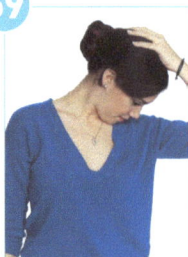

Étirement du trapèze
Rapprochez le menton de la clavicule en appuyant légèrement sur la tête avec la main.

61

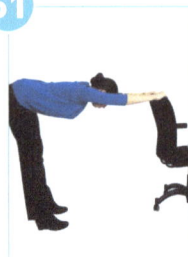

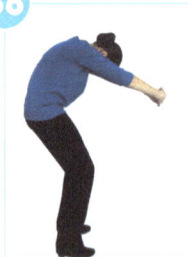

Étirement du dos avec appui
Gardez les jambes droites

67

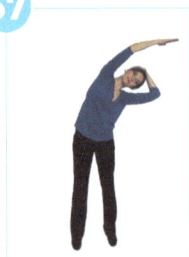

Étirement du grand dorsal avec une main sur la tête
Attention: ne pas pencher le tronc vers l'avant ou vers l'arrière.

66

Étirement du dos
Entrelacez les mains et arrondissez le dos en pliant les genoux.

73

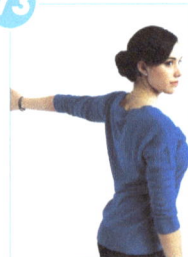

Étirement de la poitrine sur le mur
Appuyez la paume de la main au mur et tournez le corps dans la direction opposée.

74

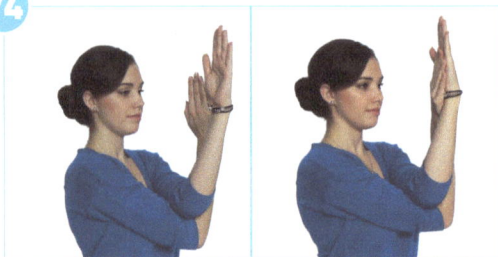

Étirement des épaules et des bras
A) Croisez les bras au niveau des coudes et descendez les épaules vers le bas.

B) Croisez les bras au niveau des coudes, connectez les paumes et descendez vers le bas.

77

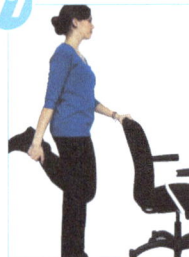

Étirement du quadricep

78

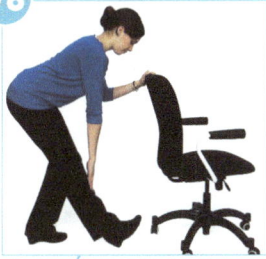

Étirement de
l'ischio-jambier

83

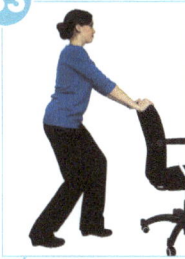

Étirement du
tendon d'Achille
Poussez le talon au sol
en pliant la jambe.

85

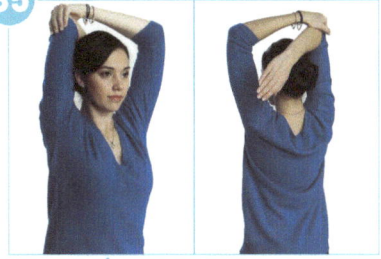

Étirement du tricep
Tirez le coude vers
l'arrière de la tête.

89

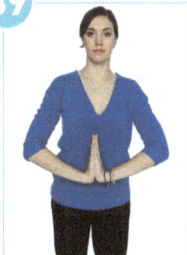

Étirement du poignet
Poussez les poignets vers
le bas en gardant les
paumes collées.

90

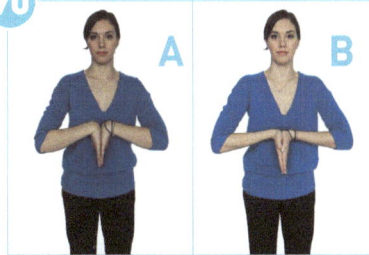

A   B

Étirement des poignets
Tirez les poignets vers le haut en gardant
a) le dos et
b) les paumes des mains collés.

70

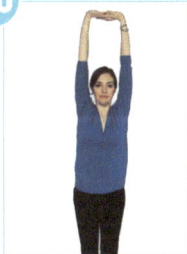

Étirement du
corps complet

69

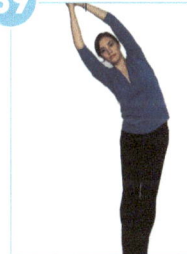

Position de la lune
*Attention: ne pas pencher le tronc
vers l'avant ou vers l'arrière.*

1

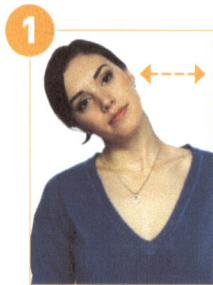

Flexion du cou
Penchez la tête de chaque côté,
descendez l'oreille vers l'épaule.

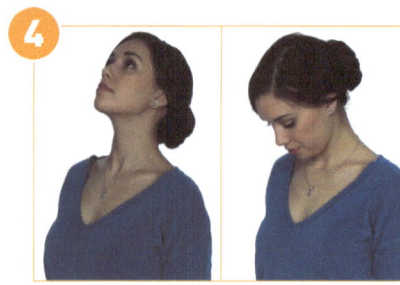

4

Flexion du cou
Regardez en haut puis en bas.
Attention: ne pas pencher la tête trop vers l'arrière.

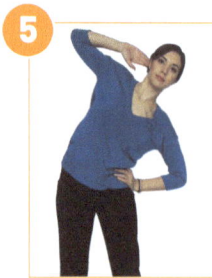

5

Flexion du tronc
Penchez le tronc de chaque côté.
*Attention: ne pas pencher vers l'avant
ou vers l'arrière.*

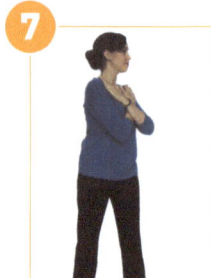

7

Torsion du tronc
Les bras croisés sur la poitrine,
tournez le corps
à droite puis à gauche.

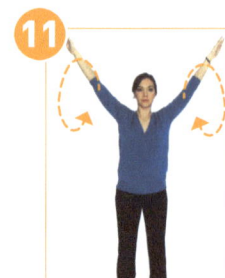

11

**Rotation des épaules
les bras étendus**

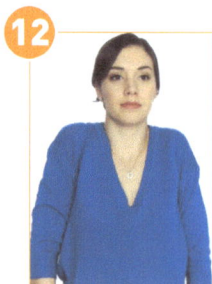

12

Élévation des épaules
Levez les épaules vers le haut
et relâchez.

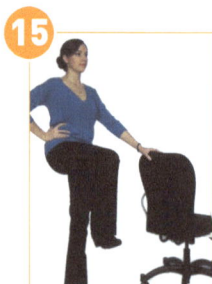

15

Flexion de la hanche
Levez les genoux vers le haut,
en alternance.

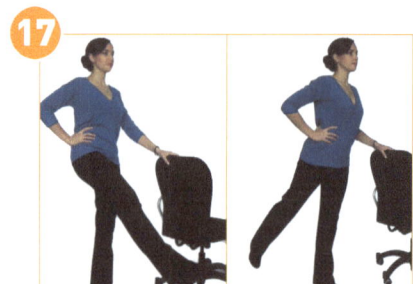

17

Flexion de la hanche
Balancez votre jambe
en relâchant bien la hanche.

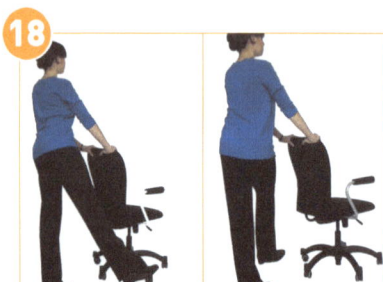

18

Flexion latérale de la hanche
Balancez la jambe de droite à gauche.

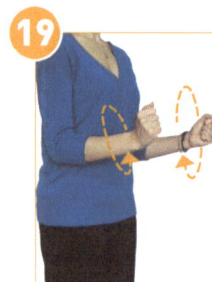

19

**Rotation
des poignets**

21

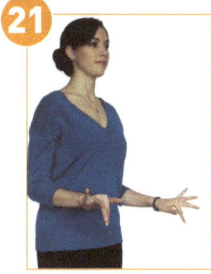

Doigts de piano
Faites bouger les
doigts rapidement.

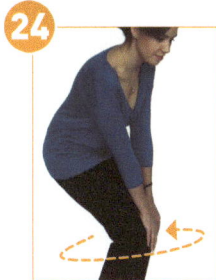

24

Rotation des genoux

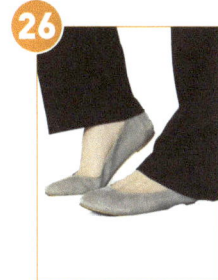

26

Extension des chevilles
Montez sur la pointe des pieds,
en alternance.

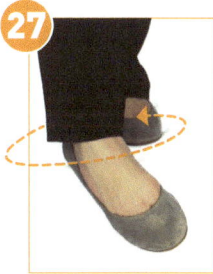

27

Rotation
des chevilles

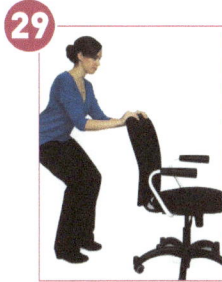

29

Squat
Placez les pieds à la largeur
des épaules et pliez les genoux.
*Attention: les genoux ne doivent
pas dépasser les orteilles.*

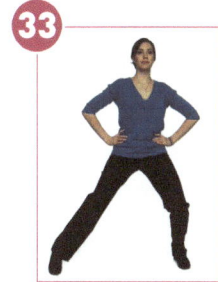

33

Lunge latéral
Pliez et dépliez un genou en gardant
les pieds dans la même position.

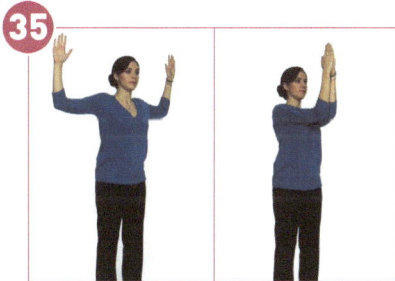

35

Pectoraux
Rapprochez les avant-bras en gardant les bras
à la hauteur des épaules.

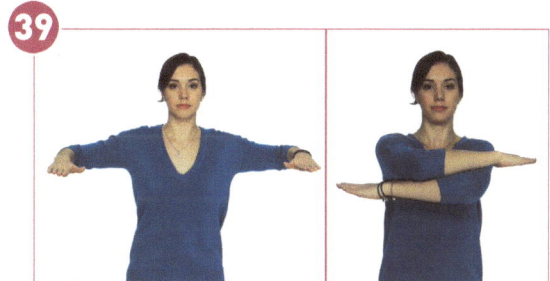

39

Pectoraux en croisé
Croisez les bras devant le corps à la
hauteur des épaules, en alternance.

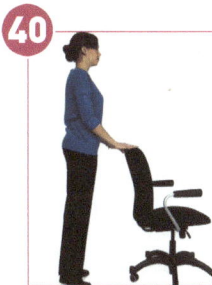

40

Extension des chevilles
Montez sur la pointe des pieds avec appui.
*Conseil: Plus vous êtes éloigné du mur,
plus le niveau de difficulté augmente.*

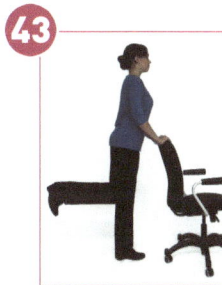

43

Extension de la hanche
genou plié
Levez la jambe vers l'arrière en
gardant le genou plié, en alternance.

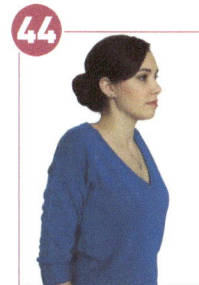

44

Contraction des
muscles du dos
Rapprochez les omoplates
en contractant les muscles
du haut du dos.

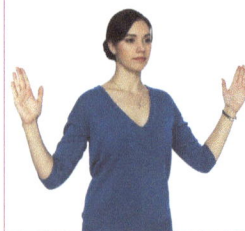
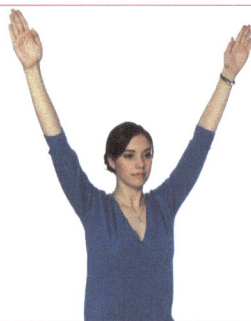

48

W à V
Débutez les bras le long du corps, passez à la position «W»,
puis «V». Retournez à la position «W» et rebaissez les bras.

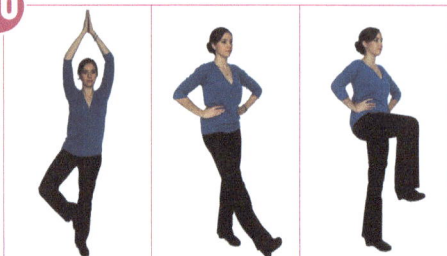

50

Équilibres
Pratiquez l'équilibre en prenant position
sur une jambe avec difficulté variée.

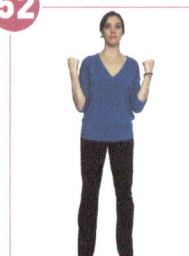

52

Contraction des biceps
Pliez les bras en montant les poings
vers les épaules et en gardant les
bras le long du corps.

Le Titanic

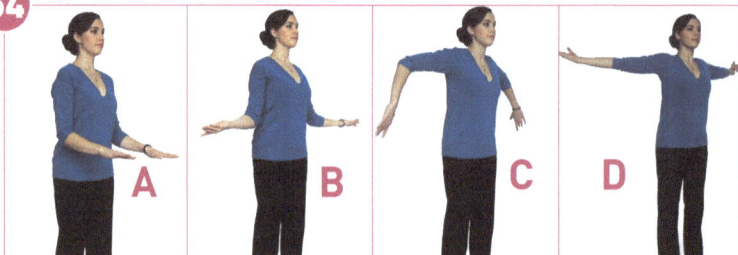

54

A) Levez l'avant-bras
à la hauteur de la
taille, les paumes
vers le bas.

B) Tournez les bras
vers l'extérieur en
tournant les paumes
vers le haut.

C) Levez les
coudes.

D) Tendez
complétement les
bras vers l'arrière et
vers le haut.

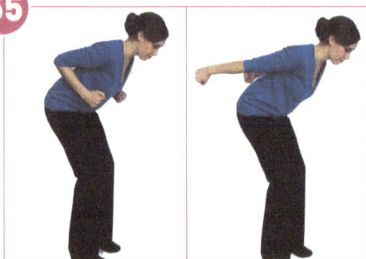

55

Contraction des triceps
Dépliez les bras vers le haut, en gardant
les poings fermés et les bras près du corps.

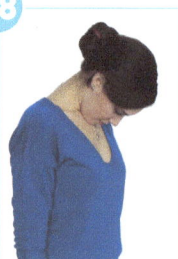

58

Étirement des muscles
arrières du cou
Amenez le menton
vers la poitrine.

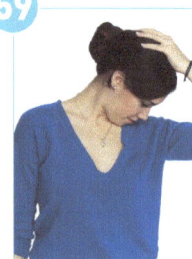

59

Étirement du trapèze
Rapprochez le menton de la clavicule
en appuyant légèrement sur
la tête avec la main.

62

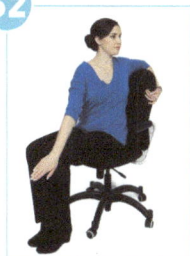

Torsion de la taille
Tournez le tronc à droite, puis à gauche en regardant vers l'arrière.

63

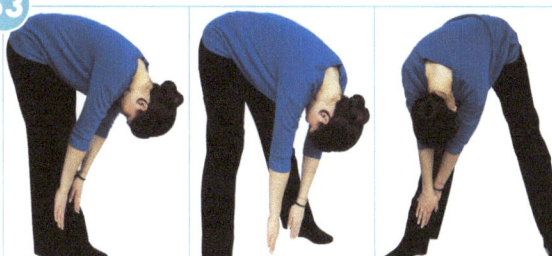

Étirement du dos et des jambes

A) Collez les pieds.

B) Élargissez les pieds.

C) Glissez les mains le long de la jambe.

68

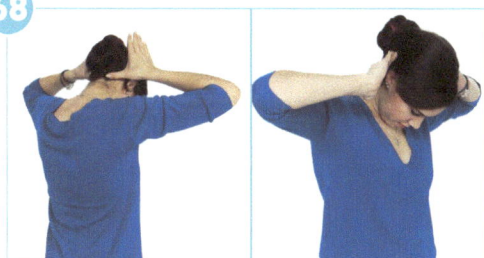

Étirement du cou et du dos
Amenez le menton vers la poitrine en appuyant légèrement sur la tête avec les mains.

71

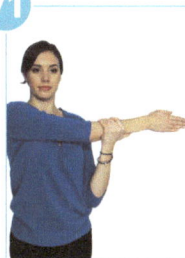

Étirement de l'épaule
Appuyez l'avant-bras sur la poitrine.
Attention: ne pas monter l'épaule vers le cou.

72

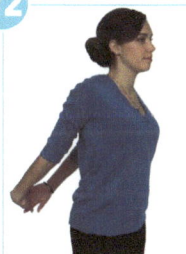

Étirement de la poitrine
Entrelacez les mains derrière le dos et levez les bras.

75

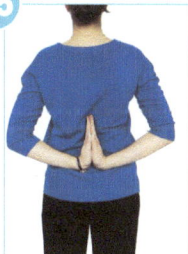

Étirement des bras et des poignets
Appuyez les paumes ensemble.

78

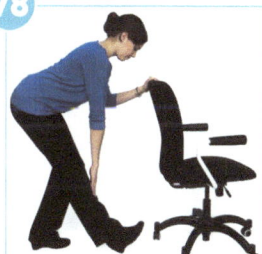

Étirement de l'ischio-jambier

80

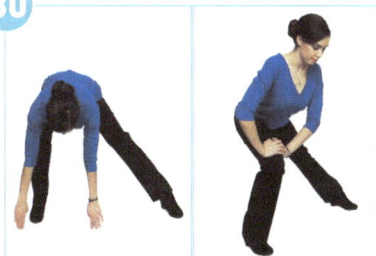

Étirement des adducteurs

81

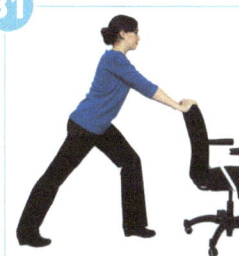

Étirement du mollet
Poussez le talon au sol en gardant la jambe droite.

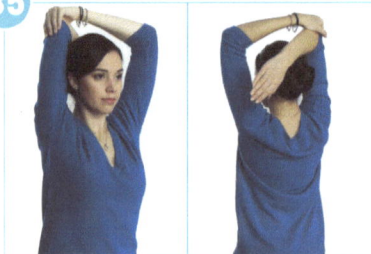

Étirement du tricep
Tirez le coude vers
l'arrière de la tête.

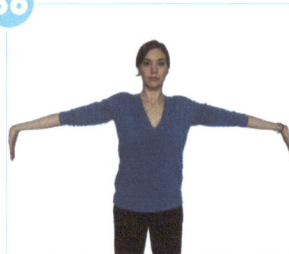

**Étirement
des biceps**

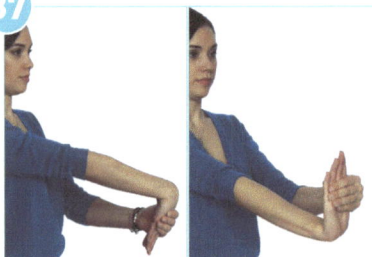

**Étirement de l'avant-bras
et du poignet**

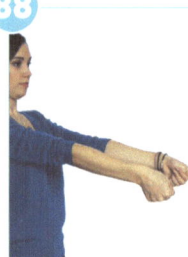

Étirement des poignets
Tenez les pouces dans les mains et
descendez les poings vers le bas.

1

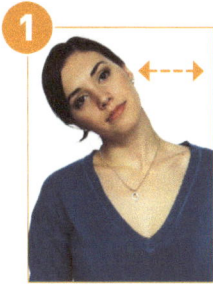

Flexion du cou
Penchez la tête de chaque côté, descendez l'oreille vers l'épaule.

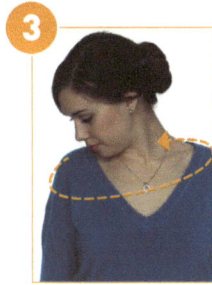

3

Rotation de la tête
Faites des cercles avec la tête.

Attention: ne pas pencher la tête trop vers l'arrière.

6

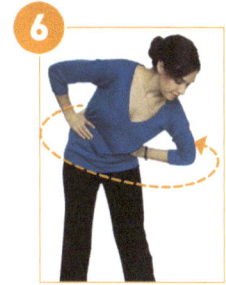

Rotation du tronc
Faites des cercles complets avec le tronc.

Attention: ne pas pencher le corps trop vers l'arrière.

7

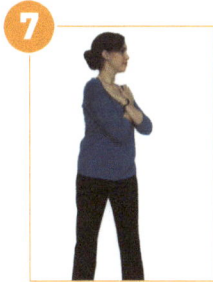

Torsion du tronc
Les bras croisés sur la poitrine, tournez le corps à droite puis à gauche.

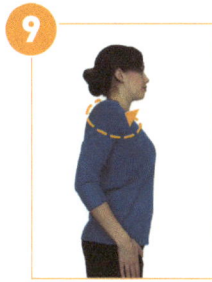

9

Rotation des épaules

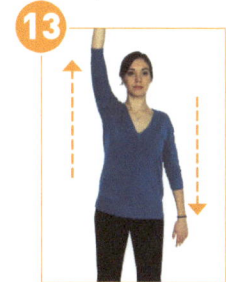

13

Épaules
Levez un bras vers le haut, en alternance.

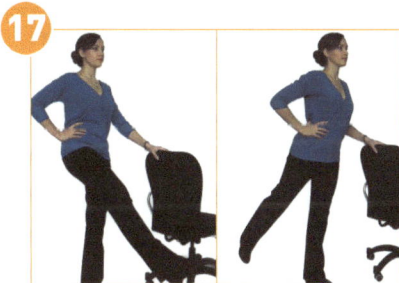

17

Flexion de la hanche
Balancez votre jambe en relâchant bien la hanche.

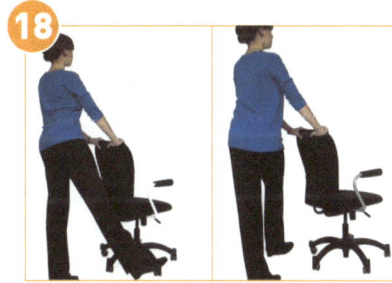

18

Flexion latérale de la hanche
Balancez la jambe de droite à gauche.

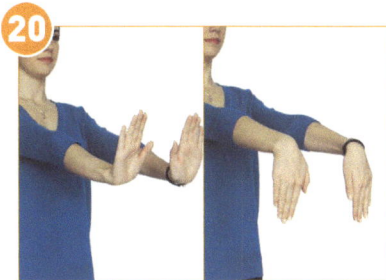

20

Flexion et extension des poignets

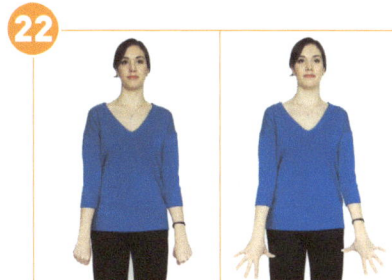

22

Flexion et extension des doigts

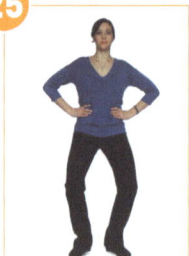

25

Flexion des genoux
Pliez les genoux.
Attention: les genoux ne doivent pas dépasser les orteilles.

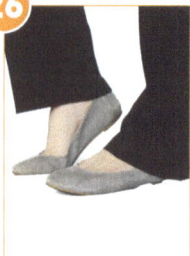

26

Extension des chevilles
Montez sur la pointe des pieds, en alternance.

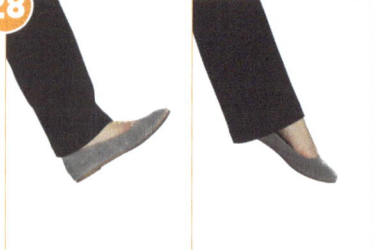

28

Flexion et extension des chevilles

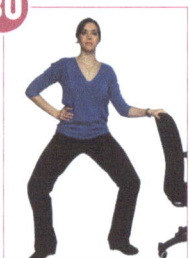

30

Sumo squat
Tournez les pieds vers l'extérieur et pliez les genoux.

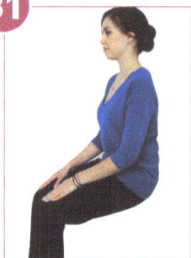

31

Chaise au mur
Gardez la position au mur le plus longtemps possible.

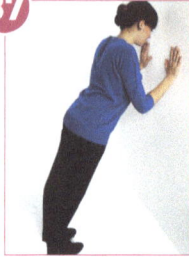

37

Pompes sur le mur
Pliez et dépliez les coudes en les gardant près du corps.
Conseil: Plus vous êtes éloigné du mur, plus le niveau de difficulté augmente.

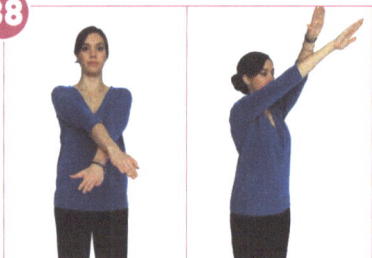

38

Ciseaux
Croisez les bras en alternance en les montant et descendant.

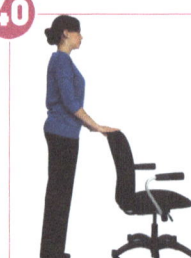

40

Extension des chevilles
Montez sur la pointe des pieds avec appui.
Conseil: Plus vous êtes éloigné du mur, plus le niveau de difficulté augmente.

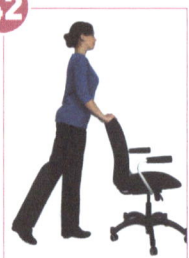

42

Extension de la hanche
Levez la jambe tendue vers l'arrière, en alternance.

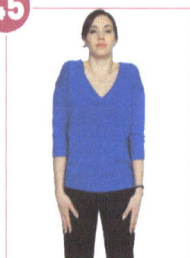

45

Contraction des trapèzes
Levez les épaules vers le haut et relâchez.

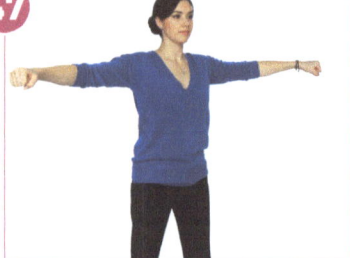

47

Épaules
Levez les bras à la hauteur des épaules puis redescendez, en gardant les coudes légèrement pliés.

51

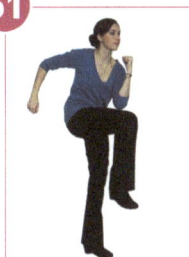

Contraction du tronc
Rapprochez le coude au genou opposé, en alternance.

55

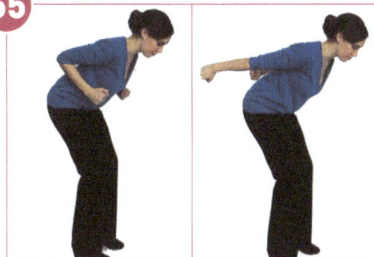

Contraction des triceps
Dépliez les bras vers le haut, en gardant les poings fermés et les bras près du corps.

53

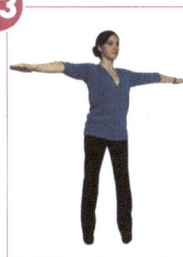

Rotation des épaules, bras élevés
Faites de petits cercles avec les bras, à la hauteur des épaules.

58

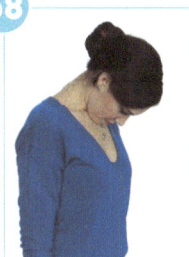

Étirement des muscles arrières du cou
Amenez le menton vers la poitrine.

59

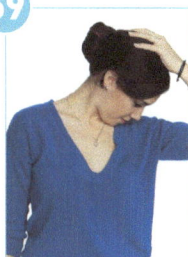

Étirement du trapèze
Rapprochez le menton de la clavicule en appuyant légèrement sur la tête avec la main.

67

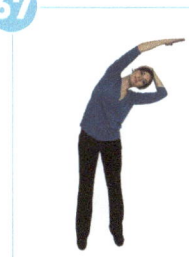

Étirement du grand dorsal avec une main sur la tête
Attention: ne pas pencher le tronc vers l'avant ou vers l'arrière.

63

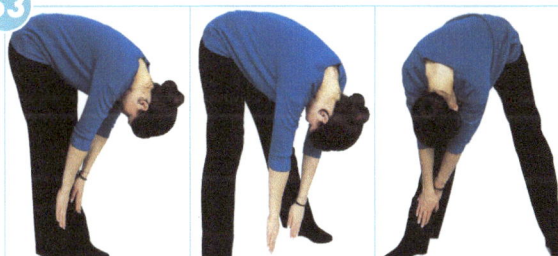

Étirement du dos et des jambes

A) Collez les pieds.

B) Élargissez les pieds.

C) Glissez les mains le long de la jambe.

64

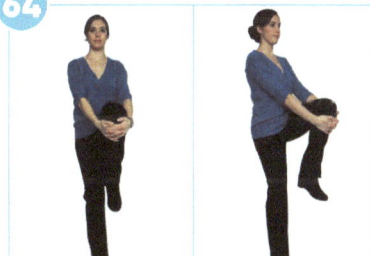

Étirement de la hanche
Levez le genou vers le corps.

71

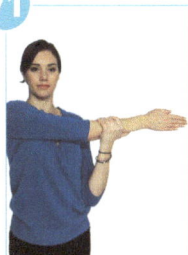

Étirement de l'épaule
Appuyez l'avant-bras sur la poitrine.
Attention: ne pas monter l'épaule vers le cou.

73

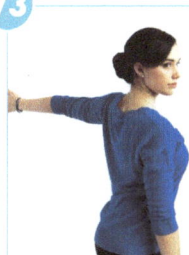

Étirement de la poitrine sur le mur
Appuyez la paume de la main au mur et tournez le corps dans la direction opposée.

74

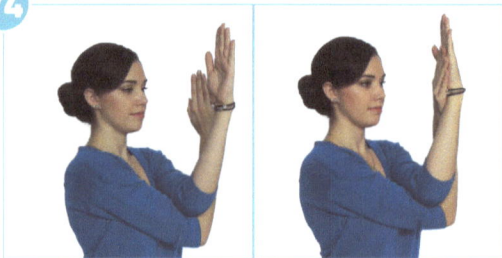

Étirement des épaules et des bras

A) Croisez les bras au niveau des coudes et descendez les épaules vers le bas.

B) Croisez les bras au niveau des coudes, connectez les paumes et descendez vers le bas.

77

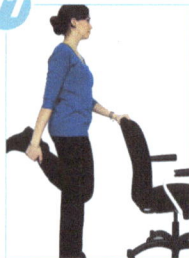

Étirement du quadricep

82

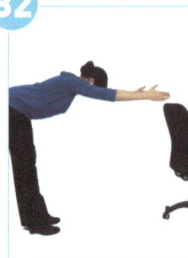

Étirement de l'ischio-jambier

81

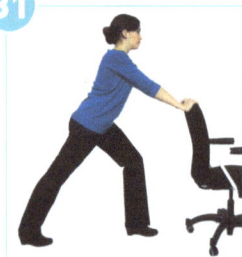

Étirement du mollet
Poussez le talon au sol en gardant la jambe droite.

86

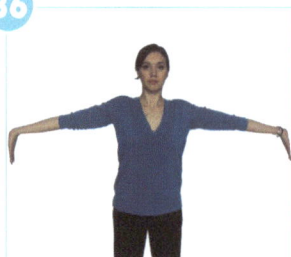

Étirement des biceps

89

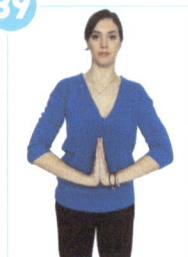

Étirement du poignet
Poussez les poignets vers le bas en gardant les paumes collées.

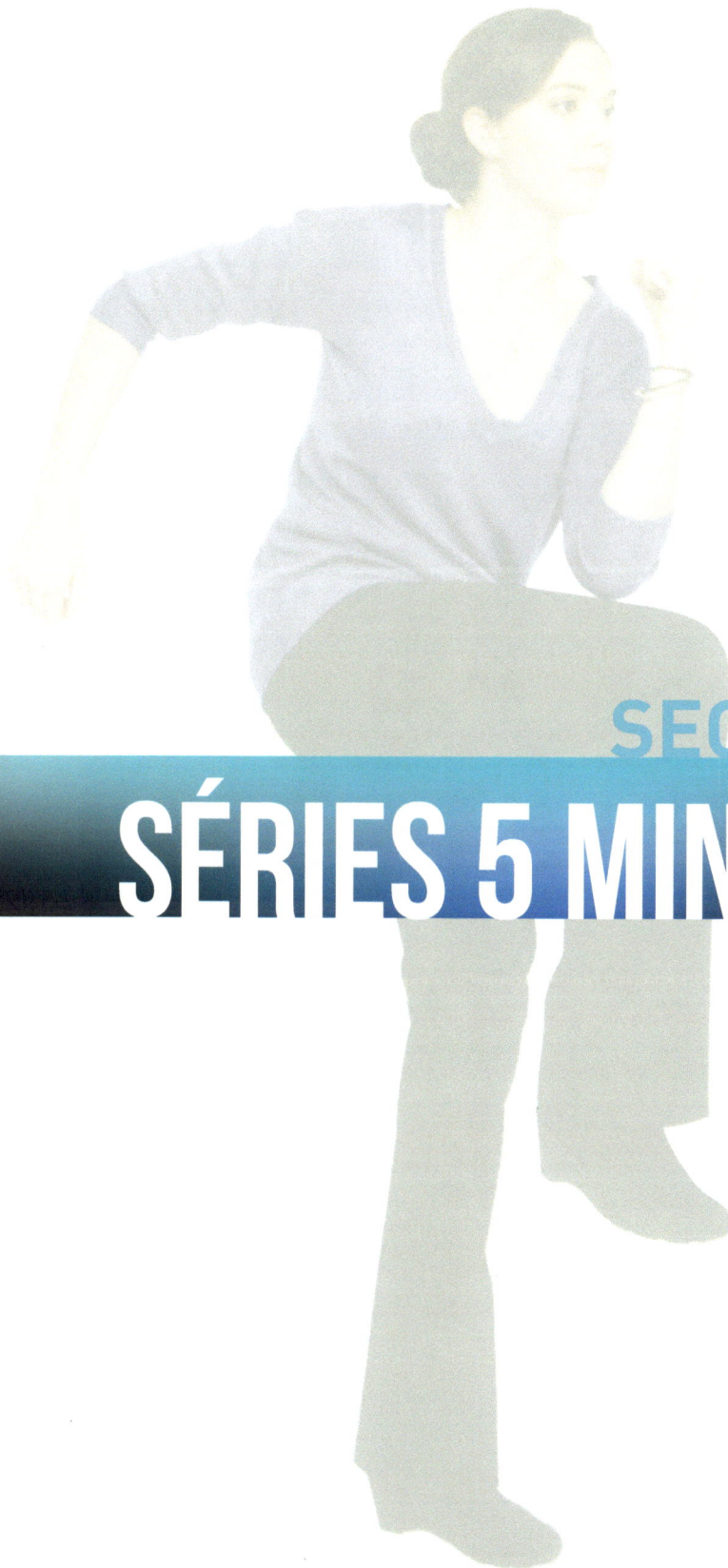

SECTION 5
SÉRIES 5 MINUTES

2

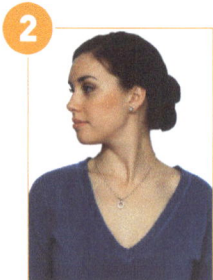

Demi-rotation du cou
Regardez à droite,
puis à gauche.

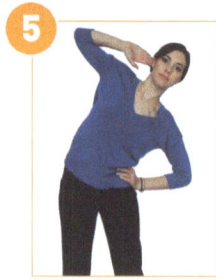

5

Flexion du tronc
Penchez le tronc de chaque côté.

*Attention: ne pas pencher vers l'avant
ou vers l'arrière.*

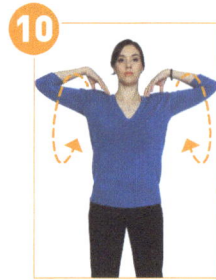

10

Rotation des épaules
les mains sur les épaules

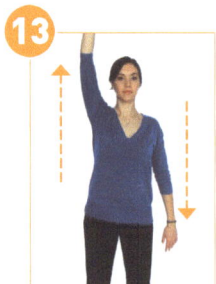

13

Épaules
Levez un bras vers le haut,
en alternance.

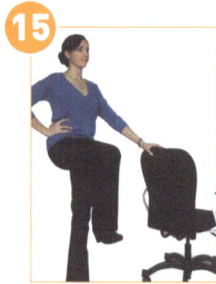

15

Flexion de la hanche
Levez les genoux vers le haut,
en alternance.

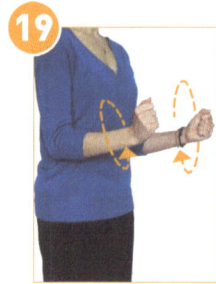

19

Rotation
des poignets

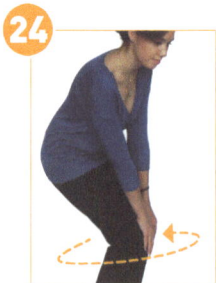

24

Rotation des genoux

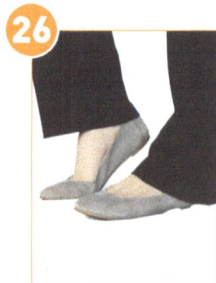

26

Extension des chevilles
Montez sur la pointe des pieds,
en alternance.

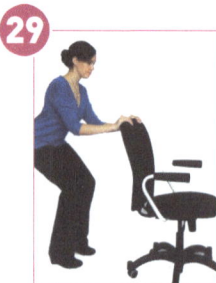

29

Squat
Placez les pieds à la largeur
des épaules et pliez les genoux.

*Attention: les genoux ne doivent
pas dépasser les orteilles.*

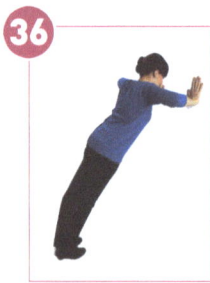

36

Pompes sur le mur
Les mains plus large que les épaules, les pieds éloignés
du mur, pliez et dépliez les coudes.

*Conseil: Plus vous êtes éloigné du mur,
plus le niveau de difficulté augmente.*

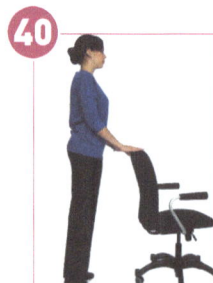

40

Extension des chevilles
Montez sur la pointe des pieds avec appui.

*Conseil: Plus vous êtes éloigné du mur,
plus le niveau de difficulté augmente.*

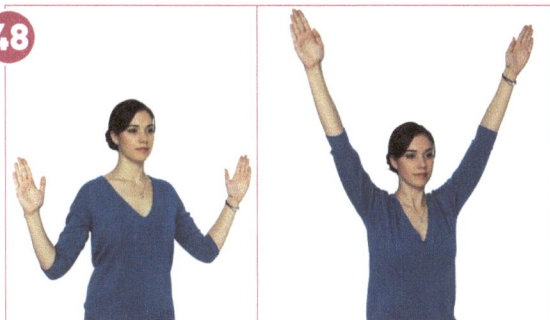

W à V
Débutez les bras le long du corps, passez à la position «W»,
puis «V». Retournez à la position «W» et rebaissez les bras.

Le Titanic

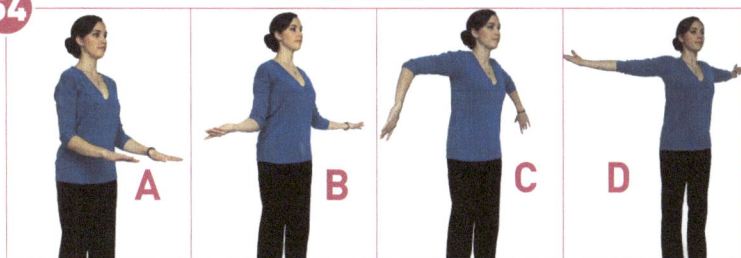

A) Levez l'avant-bras à la hauteur de la taille, les paumes vers le bas.

B) Tournez les bras vers l'extérieur en tournant les paumes vers le haut.

C) Levez les coudes.

D) Tendez complétement les bras vers l'arrière et vers le haut.

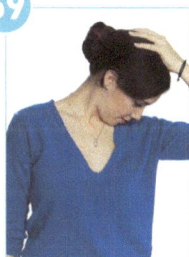

Étirement du trapèze
Rapprochez le menton de la clavicule
en appuyant légèrement sur
la tête avec la main.

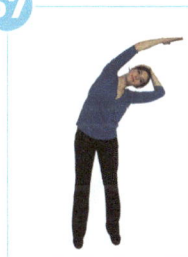

Étirement du grand dorsal avec une main sur la tête
*Attention: ne pas pencher le tronc
vers l'avant ou vers l'arrière.*

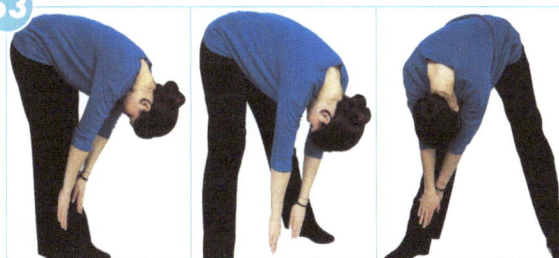

Étirement du dos et des jambes
A) Collez les pieds.

B) Élargissez les pieds.

C) Glissez les mains le long de la jambe.

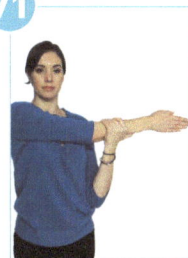

Étirement de l'épaule
Appuyez l'avant-bras sur la poitrine.
Attention: ne pas monter l'épaule vers le cou.

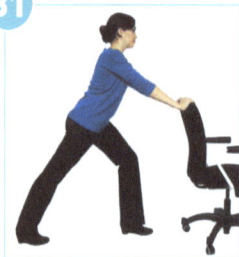

81

Étirement du mollet
Poussez le talon au sol
en gardant la jambe droite.

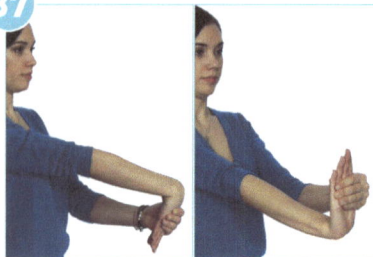

87

Étirement de l'avant-bras
et du poignet

3

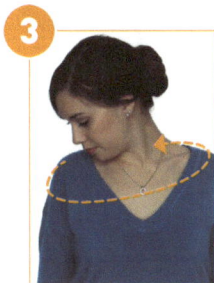

Rotation de la tête
Faites des cercles avec la tête.

Attention: ne pas pencher la tête trop vers l'arrière.

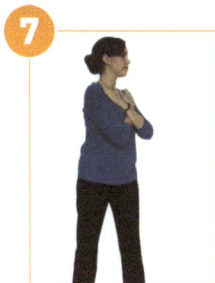

7

Torsion du tronc
Les bras croisés sur la poitrine,
tournez le corps
à droite puis à gauche.

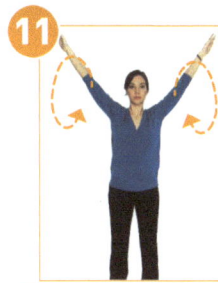

11

Rotation des épaules
les bras étendus

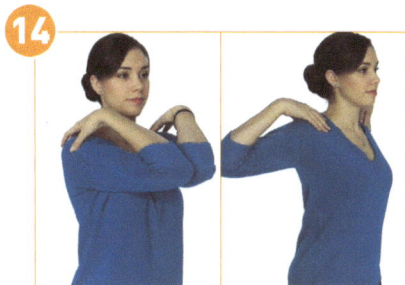

14

Épaules
Les mains sur les épaules, amenez
les coudes en avant puis vers l'arrière.

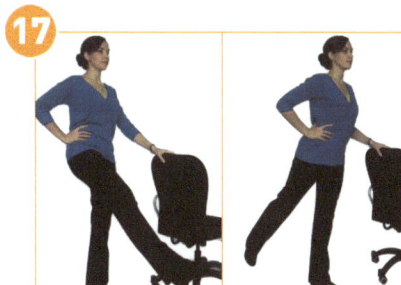

17

Flexion de la hanche
Balancez votre jambe
en relâchant bien la hanche.

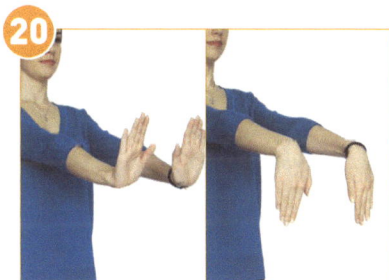

20

Flexion et extension des poignets

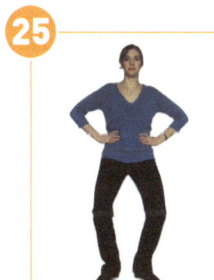

25

Flexion des genoux
Pliez les genoux.
Attention: les genoux ne doivent pas dépasser les orteilles.

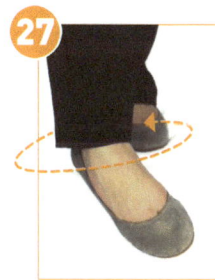

27

Rotation
des chevilles

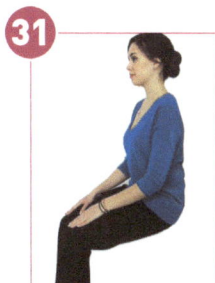

31

Chaise au mur
Gardez la position au mur
le plus longtemps possible.

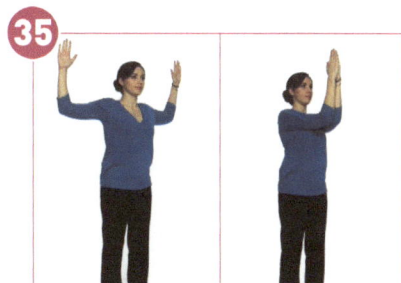

35

Pectoraux
Rapprochez les avant-bras en gardant les bras
à la hauteur des épaules.

40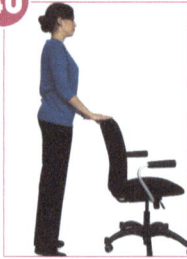

Extension des chevilles
Montez sur la pointe des pieds avec appui.
*Conseil: Plus vous êtes éloigné du mur,
plus le niveau de difficulté augmente.*

47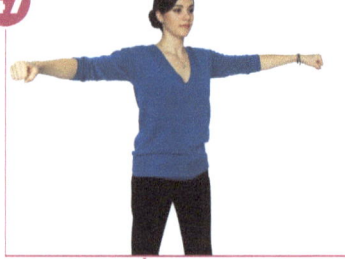

Épaules
Levez les bras à la hauteur des épaules
puis redescendez, en gardant
les coudes légèrement pliés.

52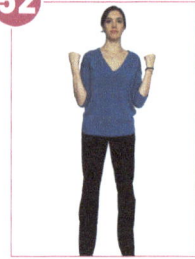

Contraction des biceps
Pliez les bras en montant les poings
vers les épaules et en gardant les
bras le long du corps.

58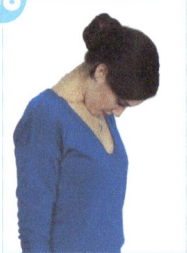

Étirement des muscles arrières du cou
Amenez le menton
vers la poitrine.

62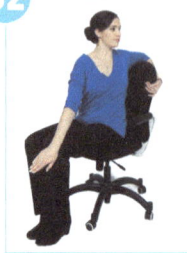

Torsion de la taille
Tournez le tronc à droite, puis à gauche
en regardant vers l'arrière.

72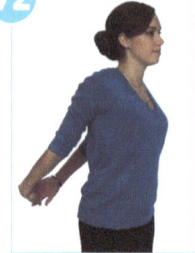

Étirement de la poitrine
Entrelacez les mains
derrière le dos et levez les bras.

76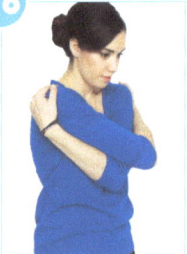

Étirement du dos
Les mains sur les épaules,
tirez vers l'avant.

82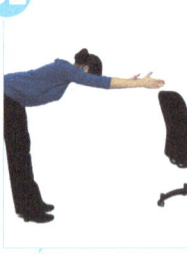

Étirement de l'ischio-jambier

88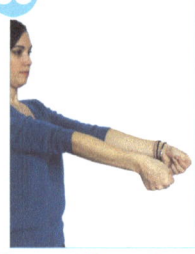

Étirement des poignets
Tenez les pouces dans les
mains et descendez les
poings vers le bas.

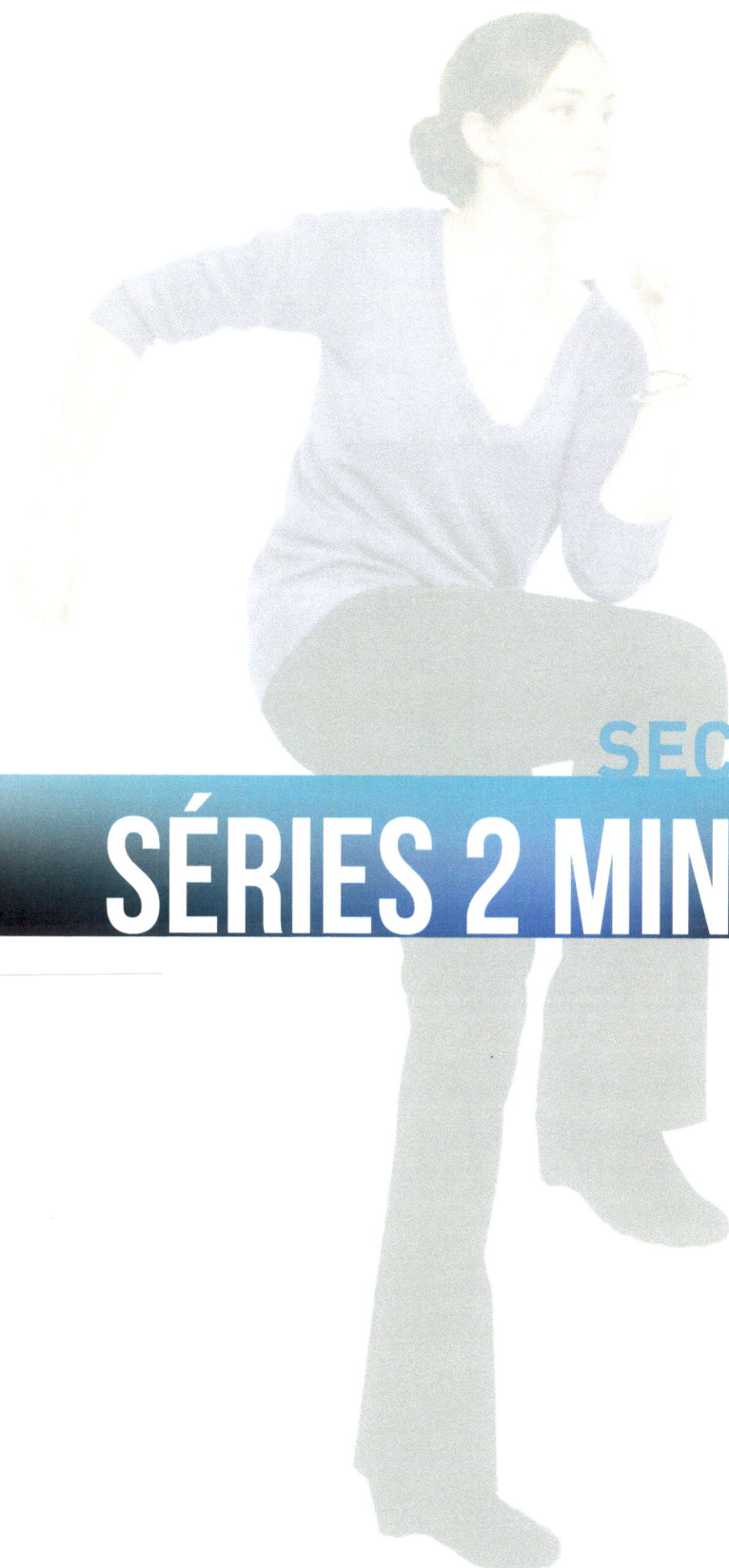

SECTION 6
SÉRIES 2 MINUTES

3

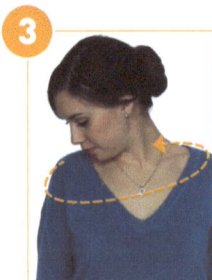

Rotation de la tête
Faites des cercles avec la tête.

Attention: ne pas pencher la tête trop vers l'arrière.

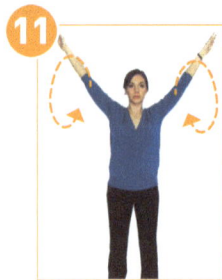

11

Rotation des épaules
les bras étendus

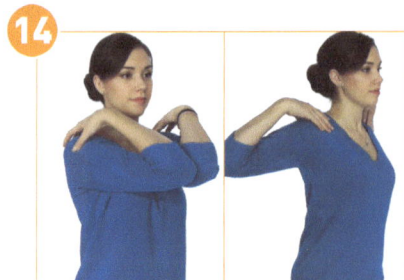

14

Épaules
Les mains sur les épaules, amenez les coudes en avant puis vers l'arrière.

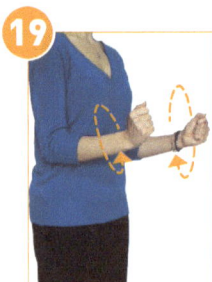

19

Rotation
des poignets

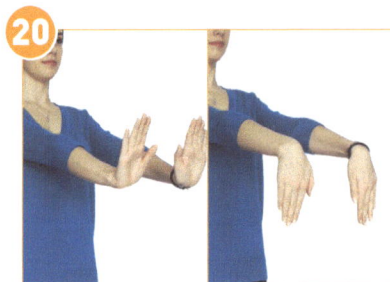

20

Flexion et extension des poignets

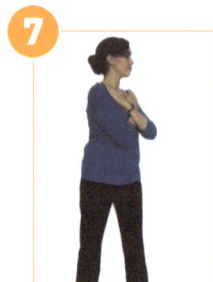

7

Torsion du tronc
Les bras croisés sur la poitrine, tournez le corps à droite puis à gauche.

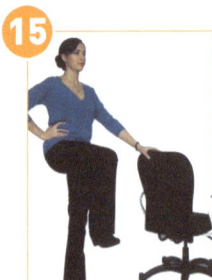

15

Flexion de la hanche
Levez les genoux vers le haut, en alternance.

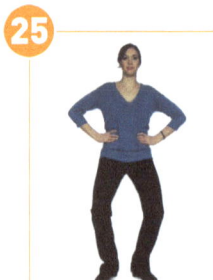

25

Flexion des genoux
Pliez les genoux.

Attention: les genoux ne doivent pas dépasser les orteilles.

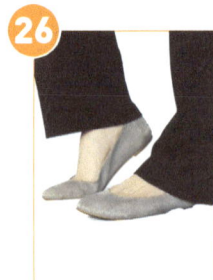

26

Extension des chevilles
Montez sur la pointe des pieds, en alternance.

(29)

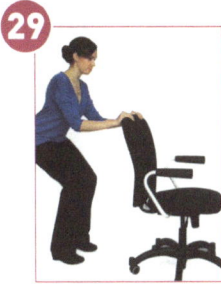

Squat
Placez les pieds à la largeur
des épaules et pliez les genoux.
*Attention: les genoux ne doivent
pas dépasser les orteilles.*

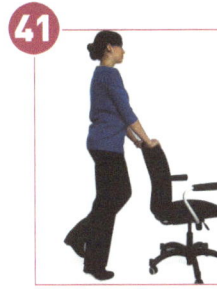

(41)

Extension des chevilles
sur une jambe

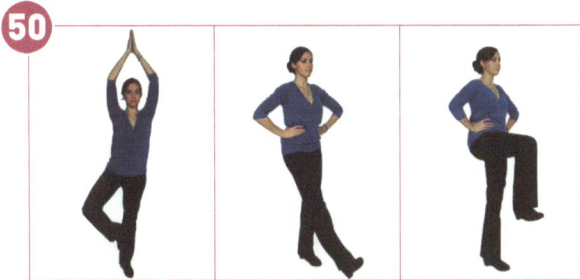

(50)

Équilibres
Pratiquez l'équilibre en prenant position
sur une jambe avec difficulté variée.

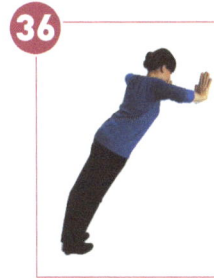

(36)

Pompes sur le mur
Les mains plus large que les épaules, les pieds
éloignés du mur, pliez et dépliez les coudes.
*Conseil: Plus vous êtes éloigné du mur,
plus le niveau de difficulté augmente.*

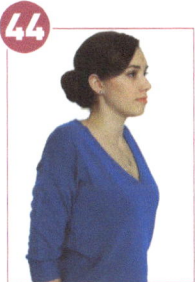

(44)

Contraction des
muscles du dos
Rapprochez les omoplates
en contractant les muscles
du haut du dos.

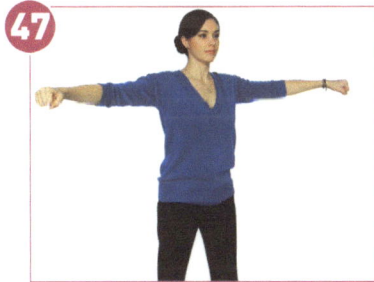

(47)

Épaules
Levez les bras à la hauteur des épaules
puis redescendez, en gardant
les coudes légèrement pliés.

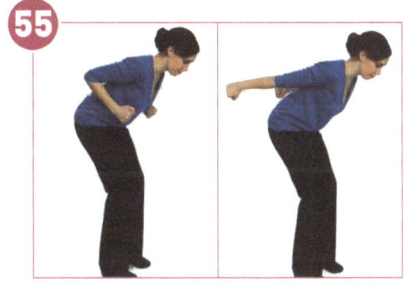

(55)

Contraction des triceps
Dépliez les bras vers le haut, en gardant
les poings fermés et les bras près du corps.

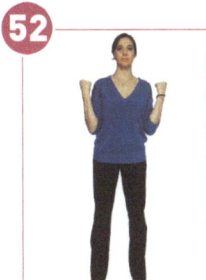

(52)

Contraction des biceps
Pliez les bras en montant les poings vers les épaules
et en gardant les bras le long du corps.

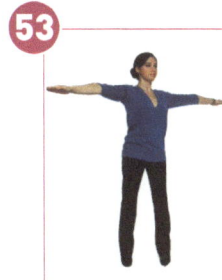

(53)

Rotation des épaules, bras élevés
Faites de petits cercles avec les bras,
à la hauteur des épaules.

59

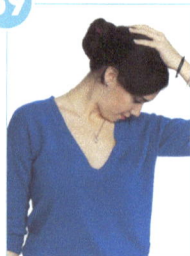

Étirement du trapèze
Rapprochez le menton de la clavicule en appuyant légèrement sur la tête avec la main.

72

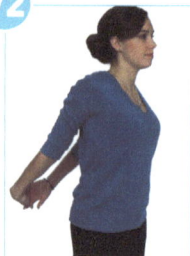

Étirement de la poitrine
Entrelacez les mains derrière le dos et levez les bras.

71

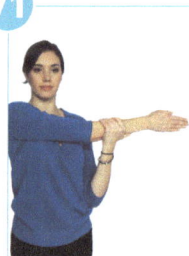

Étirement de l'épaule
Appuyez l'avant-bras sur la poitrine.
Attention: ne pas monter l'épaule vers le cou.

63

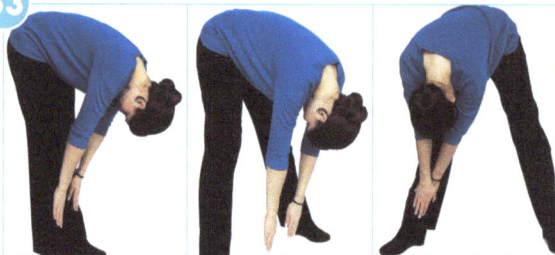

Étirement du dos et des jambes

A) Collez les pieds.

B) Élargissez les pieds.

C) Glissez les mains le long de la jambe.

62

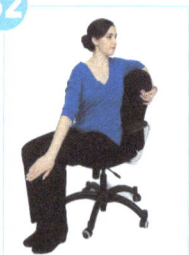

Torsion de la taille
Tournez le tronc à droite, puis à gauche en regardant vers l'arrière.

86

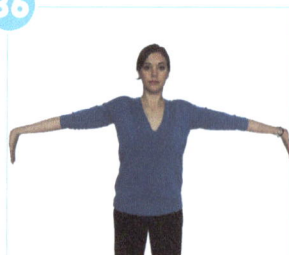

Étirement des biceps

Notes

Notes

_____

_____

_____

_____

_____

_____

_____

_____

_____

_____

_____

_____

_____

_____

_____

_____

_____

_____

_____

Notes

RÉFÉRENCES

1. «Directives canadiennes en matière d'activité physique et en matière de comportement sédentaire», sur le site de la Société canadienne de physiologie de l'exercice. Consulté le 2 avril 2014. http://www.csep.ca/Francais/view.asp?x=949

2. «Guide alimentaire canadien/activité physique», sur le site Santé Canada. Consulté le 2 avril 2014.
http://www.hc-sc.gc.ca/fn-an/food-guide-aliment/basics-base/activit-fra.php

3. Hutton, Janice (2006). Personal Trainer Specialist Certification Manual. Ontario: Can-Fit-Pro, 265 p.

4. Hallal, Pedro et al. (2012, 18 juil.). «Global physical activity levels : surveillance progress, pitfalls, and prospects», sur le site The Lancet. Consulté en septembre 2012.
http://www.thelancet.com/journals/lancet/article/PIIS0140-6736(12)60646-1/fulltext

5. Kohl, Harold W 3rd et al. (2012, 18 juil.). «The pandemic of physical inactivity: global action for public health», sur le site The Lancet. Consulté en septembre 2012.
http://www.thelancet.com/journals/lancet/article/PIIS0140-6736(12)60898-8/fulltext

6. Patel, Alpa V. (2010, 22 juillet). ˝Leisure time spent sitting in relation to total mortality in a prospective cohort of US adults˝, sur le site American Journal of Epidemiology. Consulté en septembre 2012. http://aje.oxfordjournals.org/content/172/4/419.abstract

www.ingramcontent.com/pod-product-compliance
Lightning Source LLC
Chambersburg PA
CBHW060856270326
41934CB00003B/162